痛风

衣食住行

一看就懂

曾小峰 主编

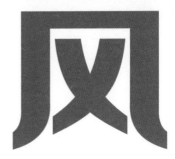吉林科学技术出版社

图书在版编目（ＣＩＰ）数据

痛风衣食住行一看就懂 / 曾小峰主编 . -- 长春：
吉林科学技术出版社 , 2022.10
ISBN 978-7-5578-9232-6

Ⅰ . ①痛… Ⅱ . ①曾… Ⅲ . ①痛风—防治 Ⅳ .
① R589.7

中国版本图书馆 CIP 数据核字 (2022) 第 033370 号

痛风衣食住行一看就懂
TONGFENG YI-SHI-ZHU-XING YI KAN JIU DONG

主 编	曾小峰
出 版 人	宛 霞
责任编辑	宿迪超
助理编辑	郭劲松
装帧设计	陈卓通
制 版	上品励合（北京）文化传播有限公司
幅面尺寸	170 mm × 240 mm
开 本	16
字 数	200 千字
印 张	13
页 数	208
印 数	1-6 000 册
版 次	2022 年 10 月第 1 版
印 次	2022 年 10 月第 1 次印刷
出 版	吉林科学技术出版社
发 行	吉林科学技术出版社
社 址	长春市福祉大路 5788 号出版大厦 A 座
邮 编	130118

发行部电话 / 传真 0431-81629529 81629530 81629531
                    81629532 81629533 81629534
储运部电话 0431-86059116
编辑部电话 0431-81629378
印　刷　长春百花彩印有限公司
书　号　ISBN 978-7-5578-9232-6
定　价　49.90 元

前言

痛风，常常来得猝不及防，一旦发作，钢铁硬汉都要痛到落泪，而发作期过后又像没事人一样。许多患者仅在体检时发现尿酸升高，可终身无明显症状，这让很多人都忽视了痛风的危害。临床发现，90%以上的痛风患者既往只接受急性期治疗，即关节痛来看病，不痛就不来看病，而且急性发作期过后也没有进行后续降尿酸治疗，导致痛风反复发作。

更可怕的是，痛风是一种终身性疾病，如果治疗不及时，体内的糖和脂肪的代谢就会明显下降，会出现痛风并发高血压、痛风并发高脂血症、痛风并发糖尿病、痛风并发肥胖症等，最严重的是导致肾脏病变，形成痛风性肾病。

痛风来无影去无踪，发病率逐年增加且疾病呈年轻化发展趋势，和糖尿病、高血压等一样成为严重影响人们生活质量的慢性病、常见病之一。本书从痛风发作的前兆和标志性信号开始，从患者如何挂号就诊，为何会患痛风，患了痛风怎么办等方面出发，告诉患者及其家属怎样做到病前预防、病中治疗和病后护理。希望本书让患者认识到痛风的危害，注意饮食调节，最大限度地规避痛风的发作。

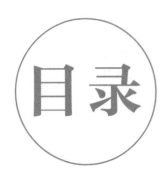

目录

第三章
严格控制饮食，让尿酸值降下来

第四章
坚持适度运动，是降低尿酸值的有效方法

第五章
做好生活细节，不给痛风反复的机会

第六章
各种痛风并发症该如何调治

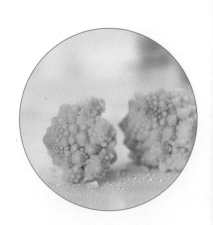

第一章

如何确诊痛风

大脚趾或某个关节突发剧痛，多于夜间突然起病，患处还出现红肿疼痛、局部发烫等症状，持续几天疼痛自行缓解，最迟两周后症状完全消失。你很可能得了痛风！怎么知道自己得了痛风？痛风患者如何确诊呢？

第一,
从大脚趾突然传来剧痛,这是怎么了

上班族坐时间久了,站起来会有脚麻的感觉;长时间开车的司机,刚从车上下来,踩油门的脚底板会疼。但是,大脚趾无缘无故传来剧痛,而且发作之前也没有长时间站立、坐卧,更没有外伤的疼痛,那就要考虑是不是得了痛风。

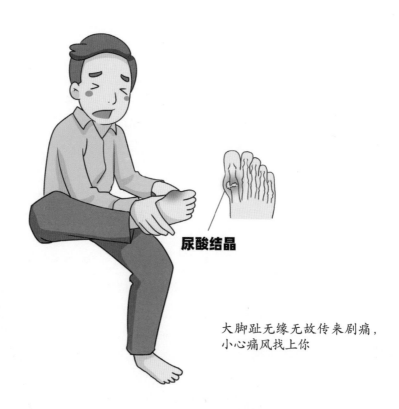

尿酸结晶

大脚趾无缘无故传来剧痛,
小心痛风找上你

⊕ 1.大脚趾疼痛——痛风发作的标志性信号

在临床案例上,痛风的疼痛通常发生在下肢关节,极少数才发生在手指、肘关节等上肢。有70%的痛风患者疼痛首发于大脚趾,严重时患处会异常红肿,甚至连袜子都穿不上。当然,除了大脚趾,痛风的疼痛也会出现在脚后跟、脚踝、跟腱、膝盖等部位。

疼痛之所以易发生在大脚趾,是因为痛风是由于血液内尿酸过多引起的,而尿酸一般存在于温度较低的身体部位,大脚趾距离我们的心脏最远,位于肢体的最末端,局部温度低，故尿酸盐容易沉积在此，且不易被溶解。

◎ 2.一个部位剧痛——痛风发作的最大特点

痛风，也有人称"痛疯"。顾名思义，疼痛像"风"一样来得快，去得也快。发作之前没有任何征兆或诱因，一旦痛起来，简直能把人"痛疯"，临床接诊痛风患者，他们对疼痛的描述几乎让人感同身受："啊，太疼了，就像有人用钝刀割我的肉。"

"被大货车碾过一样的疼！"

"我一定是骨折了，疼死我了，为什么骨科医生让我转诊到风湿免疫科呢？"

"我快死了，疼死了，疼死了。"

"唔，生下来从来没有这样疼过，我的衣服和被子都被汗湿透了。"

从患者的描述中，我们可以想象痛风急性发作时是多么疼痛，其疼痛指数甚至直逼产妇分娩的疼痛感。

划重点：

痛风的特点就一个字：痛！即便风吹刺激也能引起让人痛不欲生的痛，又像"风"一样吹过去就好了，所以叫痛风。多发于关节，且每次发作通常只会固定在一个部位。

◎ 3.其他特征——全面认识痛风发作的重要特征

上一节我们提到了：痛是痛风发作的最大特点。那么，痛风发作还有其他特点吗？很好地认识痛风发作的特征，我们才能尽早找到专业医师诊治。

●发作时剧痛无比是痛风最具代表性的症状。疼痛的高峰值在 24 小时内到来，局部会发热红肿，疼痛消退通常需要 2～3 天，甚至 7～10 天。即使不加以治疗，痛风的疼痛症状也会在 1～2 周内消失。

●痛风的疼痛是忽然发作的，而且在夜间到黎明发作的比较多。

● 70% 左右的人痛风的第一次疼痛发作于大脚趾根部，也有发生在脚背、脚踝、跟腱、膝盖等部位。很少发病于肘关节、指关节。

●痛风的发作绝大多数仅限于一个关节，几乎不会有两个以上的关节部位同时疼痛。这也是痛风区别于其他病症疼痛的重要特征之一。

●痛风发作的对象基本上都是 30～50 岁的男性，女性过了更年期，也逐渐会有痛风的症状。

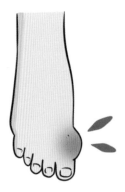

70%的人第一次疼痛发作于大脚趾

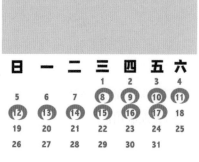

痛风的疼痛再长也不会超过10天

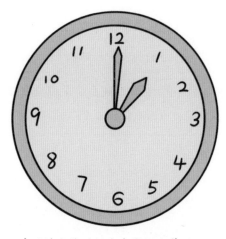

痛风的发作时间多在夜间和黎明

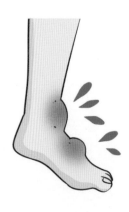

痛风的疼痛一般情况下不会同时
发生在两个以上的关节部位

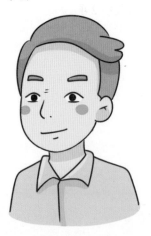

痛风的发作对象大多是30～50岁
的男性

⑰ 测一测你是不是痛风的高危人群

既然痛风的危害那么大，赶紧测一测你是不是痛风的高危人群吧！

○亲人中有人患痛风。

○喜欢吃动物内脏、虾、浓肉汤、酵母粉、香菇等高嘌呤食物。

○喜欢吃油炸食物和糖果。

○喜欢吃花生、核桃等。

○长期服用消炎止痛药、利尿剂、抗结核药、抗气喘药或抗癌药。

○爱喝酒，尤其爱喝啤酒。

○情绪不稳定，容易惊恐不安。

○已检查出血压、血脂、血糖过高，或已患有高血压、高脂血症、糖尿病。

○经常暴饮暴食。

○非常喜欢运动，常常汗流浃背。

○操劳过度。

○肾脏有问题。

○不爱喝水。

○肥胖。

○三餐不定时、不定量。

检测结果：

◎有其中 6 ～ 15 项：痛风高危人群，建议您到医院就诊。

◎有其中 3 ～ 5 项：有轻度痛风危险，建议您定期检查。

◎有其中 2 项以下：基本无痛风危险，请您继续保持。

第二，
痛到发疯，立即就医检查

如果你无任何事前症状，忽然大脚趾或某个关节剧痛，痛到发疯，十有八九是痛风，建议立即就医检查。

1.痛风去医院挂什么科

怀疑患上痛风去医院挂什么科？很多人误认为痛风是关节出现问题，去医院挂号直接就挂了骨科。其实，痛风从本质来讲属于晶体性关节炎，是人体的内分泌和代谢出现了异常，导致尿酸排泄减少或嘌呤代谢障碍，应该挂风湿免疫科，或者大内科。

关节肿胀疼痛、患处压痛、皮肤发热发红	⟶	风湿免疫科
如果患者先发现有肾结石	⟶	肾内科
痛风并发糖尿病、高尿酸血症	⟶	内分泌科

划重点：

痛风是一组遗传性和（或）获得性嘌呤代谢紊乱，尿酸（嘌呤的氧化代谢产物）合成增加或排泄减少，造成的高尿酸血症，属于代谢性风湿病。去医院看痛风应该挂"风湿免疫科"。

2.痛风需要做什么检查

医生对患者临床表现进行评估

挂对科室，风湿免疫科或者内科医生会对患者的临床表现进行痛风的初步评估，必要时会借助实验室检查或影像学检查来确诊。

实验室检查

检查项目	指标检测	项目说明
关节液或痛风石内容物检查	取关节穿刺液或痛风石样本进行检查，查看有无尿酸盐结晶	诊断痛风的最佳检查

检查项目	指标检测	项目说明
血尿酸测定	一般男性＞420微摩尔/升，女性＞360微摩尔/升，可确定高尿酸血症	常规辅助诊断检查，应尽量在患者发作4周后，未行降尿酸治疗情况下进行检测。由于血尿酸存在波动性，建议反复检测，以免漏诊
尿液尿酸测定	限制嘌呤饮食5天后，每日尿酸排出量超过3.57毫摩尔，可认为尿酸生成增多	常规检查

影像学检查

未能通过关节液穿刺确诊且临床表现不典型的痛风疑似患者，医生有时需要通过 X 射线或超声等影像检查辅助诊断。

检查项目	指标检测
超声检查	关节超声检查见"双轨征"
X射线检查	可显示出关节损害或痛风石，但痛风早期X射线一般无显示
CT与双源CT	CT检查在受累部位可见痛风石影像；双源CT能特异性地识别尿酸盐结晶，可作为影像学筛查手段之一

曾医师答疑解惑

什么是痛风石，是身体内长石头吗

差不多可以这么理解。痛风患者在发病过程中，患处会出现一种坚硬如石的结节，称为痛风结节，通称痛风石。痛风石是由于体内尿酸值过高导致尿酸盐结晶的产物，肉眼可见的痛风石一般为黄白色的赘生物，形状不规则，位置表浅，好发于远端关节，最常见于耳郭，亦多见于第一跖趾关节、指、腕、肘及膝关节等处。痛风石大小不一，小的犹如沙粒，大的如鸡蛋或更大。痛风石的数量也多少不一，有的只有几粒或几十粒，有的则有上百粒。

3.痛风的诊断标准

2015年ACR/EULAR痛风诊断的三个步骤

步 骤	内 容
第一步：适用标准（适用该标准的前提条件）	至少一次发作时出现外周关节或滑囊肿胀、疼痛或压痛
第二步：确诊标准（如果符合，直接诊断痛风，无须进入第三步，即金标准）	偏振光显微镜镜检证实在（曾）有症状关节、滑囊或痛风石中存在尿酸盐结晶
第三步：分类标准（如果不符合确诊标准，使用下述分类标准）	≥8分可诊断为痛风

2015年ACR/EULAR痛风诊断分类标准

	标 准	类 别	评 分
临床表现	症状发作时，累及的关节或滑囊的部位和数目	踝关节或足中段（单关节或寡关节的一部分发作而没有累及第一跖趾关节）	1
		第一跖趾关节受累（单关节或寡关节发作的一部分）	2
	1.受累关节红肿	符合1项特点	1
	2.受累关节明显疼痛，不能忍受触摸或按压	符合2项特点	2
	3.受累关节活动受限	符合3项特点	3
	典型发作次数 1.疼痛达峰时间<24小时	一次典型发作	1
	2.症状缓解时间<14天 3.两次发作的间歇期，症状完全消失	两次及以上典型发作	2
	痛风石（临床症状：皮下结节有浆液，常伴血管包绕，而且在典型的位置上，如关节、手指、肌腱、耳郭、鹰嘴皮下囊）	有	4
实验室检查	血清尿酸水平：在患者未使用降尿酸药物和急性发作4周后检测，或取任意时间的最高值	<240微摩尔/升（4毫克/分升）	−4
		360~479微摩尔/升（6~8毫克/分升）	2
		480~599微摩尔/升（8~10毫克/分升）	3
		≥600微摩尔/升（10毫克/分升）	4
	关节液分析：由有经验的医生对有症状的关节或滑囊进行穿刺及偏振光显微镜镜检	未做	0
		尿酸盐阴性	−2
影像学检查	超声或双能CT发现尿酸盐沉积	有	4
	X射线显示痛风骨侵蚀表现	有	4

第三，
确诊痛风后，应该怎么办

确定得了痛风，我们就要认识它、了解它、面对它、战胜它。这才是面对疾病的科学态度。

1.为什么会痛风

痛风的发病机制，医学上尚不完全清楚，但高尿酸血症是痛风发作的病理基础。高尿酸血症，顾名思义，就是体内血尿酸水平过高。

痛风的发病病因

痛风可分为原发性痛风和继发性痛风两类。原发性痛风的发病原因主要是人体尿酸排泄减少或尿酸生成增多两个方面，而继发性痛风是由于某些疾病或药物导致尿酸排泄减少的高尿酸血症所致的痛风。无论哪种痛风，都是体内尿酸值高了。

"尿酸"这个词非医疗行业可能听到的比较少，但应该都听过"嘌呤"这个词。比如，我们平时吃火锅时，汤上面那层白色的沫就含有非常多的嘌呤。嘌呤在人体的最终代谢物就是尿酸。痛风就是尿酸（嘌呤代谢物）代谢失调所导致的疾病。

正常情况下，人体内的尿酸处于一个代谢平衡状态，其中 80% 的尿酸由体内嘌呤代谢产生，属于内源性尿酸，还有 20% 由进食的食物分解产生，属于外源性尿酸。尿酸溶解在血液中，通过肾脏进入尿液或者由肠道分解排出体外。

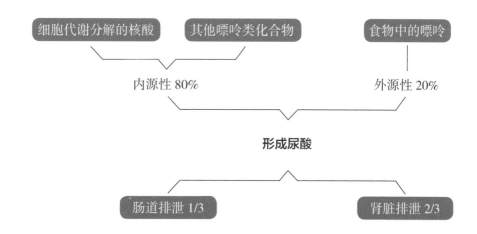

细胞代谢分解的核酸　　其他嘌呤类化合物　　食物中的嘌呤

内源性 80%　　　　　　外源性 20%

形成尿酸

肠道排泄 1/3　　　　肾脏排泄 2/3

由上述流程图我们得出结论，血液内尿酸增高的原因不外乎三方面：

①体内内源性嘌呤分解代谢紊乱

②外源性（高嘌呤食物）嘌呤摄入过多

③肾脏或肠道排泄尿酸的能力降低

也就是说，当我们体内的尿酸含量过多，或者是肾脏排泄或肠道分解代谢功能出现紊乱，就会引起尿酸代谢平衡失调，造成体内尿酸水平过高。长期血尿酸水平过高，便容易导致尿酸盐沉积在关节或周围组织中，从而导致疼痛、肿胀、发炎，痛风便开始发作了。

划重点：

虽然痛风与高尿酸血症有着不可分割的密切关系，但是高尿酸血症并不一定会引起痛风。

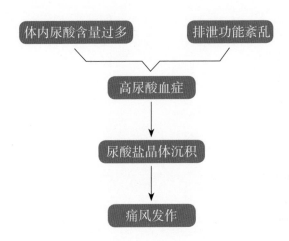

⑩ 引起痛风的诱发因素

痛风的发作非常痛苦，痛风患者或者痛风高危人群了解痛风的诱发因素是非常有必要的，可以对疾病的控制或者减轻急性发作期的痛苦有很大的帮助。

↓ 饮食习惯

高嘌呤食物的摄入是引发痛风的主要原因。啤酒、动物内脏、紫菜等饮食中嘌呤含量过高，进入人体内会被分解为尿酸，大量摄入这类食物会导致血尿酸水平升高。此外，平时饮食偏好大鱼大肉，造成营养过剩也会导致体内尿酸过多，所以过去人们称痛风是富贵病，也是有一定的医学依据的。

⬇ 肥胖

临床问诊记录发现，痛风患者的体重都偏重，其平均体重要比标准体重重18%。更值得注意的是，笔者在临床案例中发现：肥胖者不仅患痛风的概率比正常体重者要高，而且有可能在较年轻时发病。

⬇ 过量饮酒

大约七成的痛风患者都有长期喝酒的习惯，这在临床案例中屡见不鲜。可以说，过量的酒精摄入是痛风发作的独立危险因素。啤酒中含有大量的嘌呤成分，其诱发痛风的风险最高。白酒也不安全，因为酒精在肝脏内代谢时会大量吸收水分（所以喝酒后容易口干口

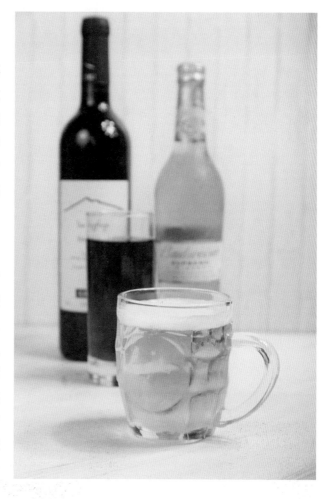

渴），使血液浓度增加，接近饱和的尿酸加速进入关节或周围组织形成结晶，诱发痛风。

⬇ 与性别有关

痛风有个非常明显的特征就是"重男轻女"，即男性患者的比例远远大于女性患者，两者比例大约为15：1。换言之，男性更要注意痛风的发生。

划重点：

痛风为何"重男轻女"？为什么男性患痛风的风险比女性高3～4倍？女性体内的雌激素有利于促进尿酸排泄，并有抑制关节炎发作的作用。另外，男性较女性有更多机会参与应酬活动，饮酒、摄入高嘌呤食物的机会较多。

疾病相关

既然高尿酸血症是痛风发作的祸根，那么很明显可以得出一个结论：与高尿酸血症相关的肾脏疾病、代谢综合征、糖尿病、高血压、甲状腺功能减退、心血管疾病等，这些疾病叠加其他危险因素时，更容易导致痛风的发作。

与关节损伤有关

痛风是一种以关节疼痛为主要特征的疾病，关节的损伤也有可能会导致痛风的发生。尤其是剧烈运动、大量运动过后，或者是不恰当的运动容易导致的关节损伤。

药物相关

如果你常年服用降压药、阿司匹林、噻嗪类利尿药，或者青霉素、头孢类抗生素，也会增加痛风的发生概率。因为这些药物可影响肾脏对尿酸的排泄能力，导致血尿酸水平增高，时间久了会引发痛风。

其他因素

痛风患者越来越趋向年轻化发展，而这些年轻患者多是平时工作过度劳累的白领族、精神高度紧张且作息时间不规律的 IT 从业者、压力特别大的高层决

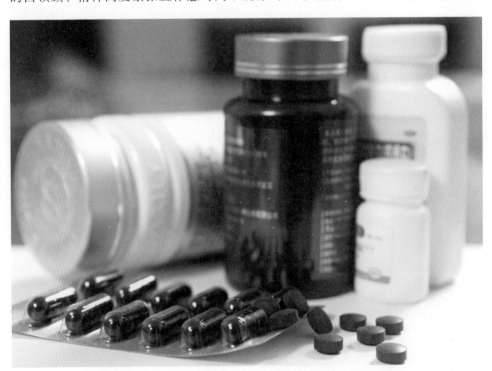

策者等。也就是说，精神压力也是近年来诱发痛风发作的重要原因之一。此外，久居寒冷之地，或者手术、创伤等外来因素，也可能导致血尿酸水平增高而引发痛风。

🩺 痛风和高尿酸血症

引发痛风的具体发病机制或诱因可能有很多种，但导致痛风发作的病理基础却一定是高尿酸血症。想了解痛风，必须先认识其元凶——高尿酸血症。

国家卫健委权威科普资料对高尿酸血症（HUA）的定义是：非同日两次空腹血尿酸水平，男性高于 420 微摩尔/升（7 毫克/分升），女性高于 360 微摩尔/升（6 毫克/分升），即称为高尿酸血症。

划重点：

高尿酸血症是由于人体嘌呤代谢紊乱致使血液中的尿酸浓度超过正常范围的代谢性疾病，它与痛风和胰岛素抵抗等疾病密切相关。

高尿酸对人体的多个组织器官都具有危害作用，以引起痛风为其主要临床特点。痛风患者一般存在高尿酸血症，但高尿酸血症不一定会引发痛风，只有约 10% 的高尿酸血症会引起痛风发作。高尿酸血症除了引发痛风，造成关节破坏，还可能造成肾脏损伤。值得注意的是，一部分高尿酸血症患者也有无症状表现。

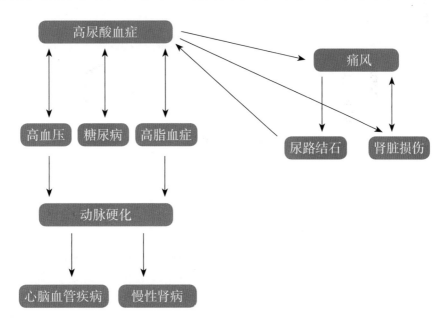

2.治疗痛风的目的和意义

痛风发作起来犹如刀割一般，吃些止痛药就没事儿，而且第一次疼痛发作距离第二次可达两三年以上，所以有些人就觉得痛风是偶发性的，不用治疗。这是错误的观念。

痛风的危害

痛风疼痛的持续时间因人而异，有长有短。一般情况下，第一次痛风发作后，如果不加以药物干预治疗，疼痛会持续 3 ~ 7 天后自行缓解，然后会有 1 ~ 2 年的间歇期，有的甚至有 5 ~ 10 年的间歇期。

正是因为这样，很多人认为痛风的最大危害就是疼痛。疼痛可以通过服药缓解，甚至你不服用药物，几天后疼痛也会消失。但是，痛风的危害可不仅仅是引发剧痛，其根源是人体代谢出了问题，不加以控制治疗对机体的危害是巨大的。先用一张图来看看痛风对我们身体的危害吧。

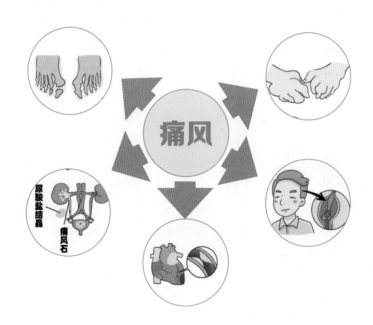

治疗痛风的目的和意义

通过上面"痛风的危害"和"痛风和高尿酸血症"的阐述，我们知道痛风属于代谢性疾病，与机体多组织疾病有着千丝万缕的联系。有效防治痛风，具有以下几个方面的目的和意义。

控制痛风急性发作。通过治疗和生活护理，可以尽量缩短痛风的急性发作时长，缓解患者疼痛，而且可以最大限度地减少痛风的复发次数，从而防止慢性痛风性关节炎的形成和关节损害，保证关节功能正常。

防治高尿酸血症。治疗痛风的药物、饮食等一系列方式其实都是为了减少机体内尿酸的生成并促进其排泄，从而纠正高尿酸血症，使血液内尿酸浓度尽可能维持在正常范围。

纠正机体代谢紊乱。可以控制和改善与之密切相关且并存的机体代谢紊乱及高脂血症、高血压、糖尿病等疾病的状态。

◉ 3.痛风治疗的三大原则

2016 年欧洲抗风湿联盟（EULAR）痛风工作组对 2006 版《痛风防治指南》（简称《指南》）进行了更新，提出 3 条首要原则和 11 条建议，以便医生和患者进一步了解痛风的治疗办法，并提供了实现尿酸目标值的最佳策略。先来看三大原则。

◉ 患者教育

2016 年 EULAR《指南》特别强调了患者教育的重要性。痛风是一种可治疗的疾病，但由于患者对痛风知识的欠缺，以及治疗上的低依从性，只有不到一半的患者接受了 ULT 治疗（终身降尿酸治疗），也常因为药剂量不足而难以使血清尿酸水平达标。故对患者加强充分的痛风教育，是痛风管理中必不可少的重要部分。

◉ 生活方式的建议

值得注意的是，相对于 2006 年版的《痛风防治指南》来讲，新《指南》发现含糖饮料（包括含果糖饮料，如苹果汁和橙汁）是新发现的痛风危险因素。与之相反，咖啡和樱桃的摄入与痛风的发病呈负相关，并且食用樱桃可能减少痛风急性发作的频率。另外，脱脂牛奶和酸奶会影响代谢的日常摄入量，与尿酸水平也呈负性相关，这可能与牛奶的促尿酸排出特性有关。

◉ 筛查并发症

痛风患者常伴有其他并发症，甚至有 5% ~ 10% 的患者存在 7 种以上的并发症。故新《指南》特别强调了对肾功能不全的筛查，因为慢性肾病（CKD）可能是痛风的一大主要危险因素，而且痛风可能会导致 CKD。

◉ 4.牢记遵医嘱用药

朋友或邻居都知道笔者是风湿免疫科的医生，也解读过新《指南》。他们得了痛风不想入院治疗，仅通过电话或见面时询问："得了痛风怎么办？"笔者的意见是：

服药，而且遵医嘱用药。

我们从上一节 2016 年 EULAR《指南》看到，国际上治疗痛风的核心办法仍然是药物治疗。如果有条件，当然建议确诊的痛风患者去正规医院就诊，临床医生在实践中会结合每一个患者的具体情况制订合理的治疗方案，使患者得到规范化、个人化的治疗方案，并有效减少患者后期的关节炎症发作，保护肾脏，使患者得到最佳的治疗效果。

如果没有条件，可以在家服药，但服药的种类和剂量等必须有专业医师的指导，即遵医嘱服用。有的患者在急性发作期及时服药了，但症状减轻便过早停药，这其实是错误的，这样会导致痛风复发。

一般来讲，痛风的治疗需坚持足量和足疗程，对于痛风患者来说，应该及早开始进行规范治疗，遵从医嘱规范用药并进行饮食和生活方面的干预，直到急性痛风性关节炎完全缓解。这通常需要数天至数周的时间，患者不可随意减量或停药。具体的药物种类和服用方法，将在第二章详细介绍。

划重点：

痛风患者一定要按医嘱服药，尽可能了解和监测药物的不良反应，并警惕不良反应的发生。

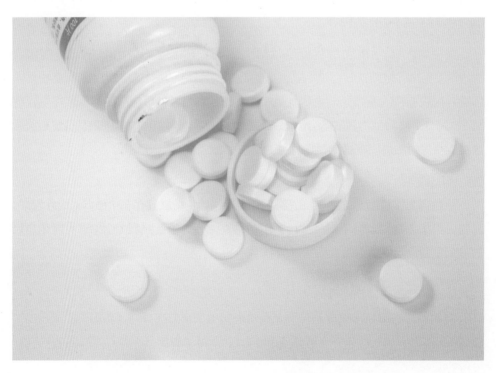

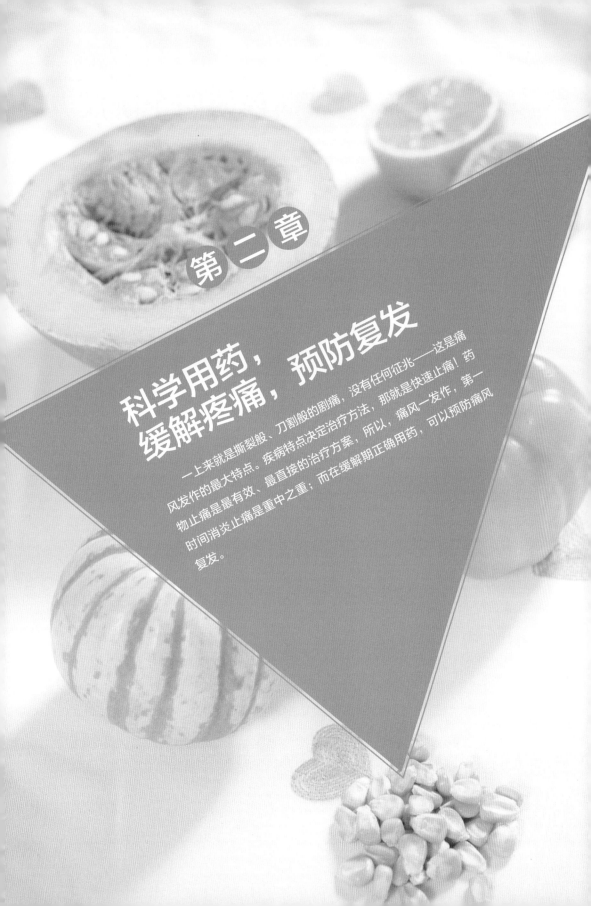

第二章

科学用药，预防复发
缓解疼痛，预防复发

一上来就是撕裂般、刀割般的剧痛，没有任何征兆——这是痛风发作的最大特点。疾病特点决定治疗方法，所以，痛风一发作，第一时间消炎止痛是最有效、最直接的治疗方案，快速止痛！药物止痛是重中之重；而在缓解期正确用药，可以预防痛风复发。

第一，了解痛风病程的四个阶段

痛风是由于人体内嘌呤类物质代谢障碍所导致的一种急性或慢性关节炎，即体内血液中的尿酸浓度过高导致的尿酸盐沉积在关节或周围组织的异物炎性反应。从症状表征来看，临床痛风的病程分为无症状高尿酸血症、急性痛风关节炎期、痛风发作间歇期和慢性痛风关节炎期四个阶段。

痛风的四个阶段

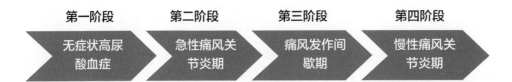

痛风的每个阶段，患者的疾病症状都不尽相同，只有了解痛风病程四个阶段的特点，才可以按照痛风的不同阶段给予不同的合理用药，治疗效果更佳。所以，笔者在临床研究痛风患者的治疗方案时，也会针对某个阶段给予不同的治疗方式。

划重点：

作为一种由不良生活方式引发的疾病，痛风的急性发作大多与患者饮食不节有很大关系，比如，酒桌应酬多者、爱吃动物内脏和海鲜者、爱喝啤酒者等。患者应该选择多吃新鲜水果、蔬菜等嘌呤含量少的食物。

1.无症状高尿酸血症

这个阶段的患者没有任何症状，也没有任何感觉，经常会在体检中发现血尿酸升高。这种血尿酸值男性高于420微摩尔/升（7毫克/分升）、女性高于360微摩尔/升（6毫克/分升），但患者无任何自觉症状时期称为无症状高尿酸血症。

划重点：

无症状高尿酸血症期的长短因人而异，短则持续2~3年，长则达5~10年。虽然没有症状，但潜伏着各种并发症的威胁。

2.急性痛风关节炎期

这个阶段的患者以剧烈疼痛为主，主要表现为患处或关节处出现明显剧烈的疼痛，皮肤会肿胀、发红，好发于大脚趾、脚背、脚踝等下肢关节及腕关节和肘关节等部位。如果去医院检查，使用显微镜可发现患处组织内有松针状尿酸盐沉淀，故患者感到非常疼痛。本阶段的治疗以消炎镇痛和改善患者的生活质量为主。

3.痛风发作间歇期

这个阶段是指痛风两次发病的间歇期，为痛风中期。痛风首次发作缓解后，如果不及时认真治疗就会反复发作，两次发作之间的这个时间段就是间歇期，一般为几个月甚至 1 ~ 2 年，有的长达 10 多年。这个阶段是痛风患者比较舒服的阶段，就是感觉不怎么痛了就停药了，常见于痛风第一次发作患者。其实有过第一次痛风发作，痛风就一定会再次光顾你这个老朋友。

随着两次发作的间隔时间逐渐缩短，发病的部位也会不断增多，由刚开始的一个大脚趾，逐渐波及脚背、脚踝、膝关节、手指等全身

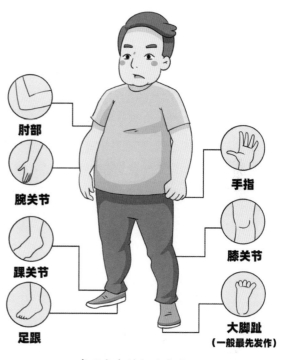

痛风患者的好发部位

关节，继而这些关节周围的软组织和骨质也会遭到不同程度的功能损伤，尿酸盐不断沉积，慢慢形成了痛风石。痛风石的形成说明血清中尿酸浓度达到很高的程度，故本阶段的治疗应该通过降低血液中尿酸含量，预防组织中尿酸进一步沉积，防止病程进入慢性期。

4.慢性痛风关节炎期

如果间歇期没有得到足够的重视和治疗，痛风就会反复发作，形成痛风石，且随着时间的延长，痛风石逐步变大、变多，容易破溃流出白色结晶，引起慢性炎症反应，造成组织的纤维变性，骨质侵蚀缺损出现痛风性关节畸形或慢性关节炎。

故这个阶段的治疗是将尿酸控制在达标范围（240 ~ 360 微摩尔 / 升）内，防止尿酸结晶沉积，溶解痛风石，减少由此导致的关节或肾功能损害，尽量避免逆转慢性病程。

第二，关于痛风治疗的 11 条建议

2016 年 EULAR 痛风工作组由 15 名风湿病学专家，1 名影像学专家，2 名全科执业医师，1 名研究员，2 名患者及 3 名流行病学 / 方法学专家组成，工作组对涉及痛风治疗任何方面的文献均进行了全面回顾，形成了 11 条建议。

🔘 1.痛风急性发作应尽早治疗

应该提前对患者进行充分的教育，使其完全了解本病，并在首次预警症状出现时即可自行用药。对药物的选择应建立在既往禁忌证、既往的试验性治疗、痛风初始发病时间及受累关节的数目和类型的基础上。新《指南》强调要尽早治疗，强烈推荐痛风患者随身携带治疗痛风发作的药物。

🔘 2.急性痛风发作时首服秋水仙碱

秋水仙碱应该在痛风发作开始的 12 小时内使用，发病后第一天的负荷剂量为 1 毫克，1 小时后再次给药 0.5 毫克，和（或）联用 NSAIDs（非甾体消炎药），如有不要可加用质子泵抑制剂，口服皮质类固醇类药物（剂量等效于泼尼松龙 30 ~ 35 毫克 / 天，3 ~ 5 天），或关节内注射皮质醇类药物。肾功能严重受损患者应避免食用秋水仙碱和 NSAIDs。使用强效 P- 糖蛋白和（或）CYP3A4 抑制剂（如环孢霉素或克拉霉素）的患者亦应禁用秋水仙碱。

痛风发作的主要药物治疗手段是秋水仙碱、NSAIDs 及类固醇皮质激素，工作组没有对其选择的优先性进行排序，因为并没有对它们进行直接比较的循证学证据。但与 2006 版《指南》相比，新《指南》的不同之处主要有 3 点：

①目前有更多的证据表明这 3 种药物治疗痛风是有效的；

②对于痛风严重急性发作患者，2006 版《指南》仅指出低剂量秋水仙碱和关节腔内注射长效激素都是有效的，而在新《指南》中工作组建议考虑联合给药，比如秋水仙碱联合使用 1 种 NSAID 或秋水仙碱联合皮质激素类药物；

③新《指南》对秋水仙碱的使用禁忌证进行了更新。对于严重肾功能受损（EGFR < 30 毫升 / 分钟）患者，不建议使用秋水仙碱，因为其清除率下降，而如果减少其使用剂量则会导致治疗方案混乱和药物误用。使用强效 P- 糖蛋白和（或）CYP3A4 抑制剂患者也应禁用秋水仙碱，因为这些药物会增加秋水仙碱的血清浓度，从而可能导致严重的不良反应。

⊕ 3.使用IL-1阻滞剂控制痛风频繁发作

对痛风频繁发作，但禁忌使用或无法耐受秋水仙碱、NSAIDs 及皮质激素类药物（口服及注射均禁忌）的患者，应考虑使用 IL-1 阻滞剂控制痛风发作。

自 2006 年 EULAR《指南》公布之后，新近发现 IL-1β 在单钠尿酸盐(monosodiumurate, MSU) 结晶诱导的炎症中起关键作用，并且多项试验证明 IL-1 阻滞剂能有效缓解痛风急性发作。欧洲已经批准将其用于禁忌使用或无法耐受秋水仙碱、NSAIDs 及皮质类固醇类药物的严重痛风患者。但是，使用 IL-1β 阻断剂会增加脓毒血症的风险，因此工作组将近期感染史作为使用抗 IL-1 生物制剂的禁忌证之一。

⊕ 4.痛风发作的预防性治疗

建议在 ULT 的最初 6 个月内进行预防性治疗。预防方案建议使用小剂量秋水仙碱，0.5 ~ 1 毫克 / 天，肾功能受损患者应减小剂量。对肾功能受损或正在接受他汀类治疗的患者，应意识到预防性使用秋水仙碱会有神经毒性（或肌肉毒性）的可能性。因此，应避免同时使用秋水仙碱和强效 P- 糖蛋白和（或）CYP3A4 抑制剂。若患者禁忌使用或无法耐受秋水仙碱，但不禁忌 NSAIDs，可考虑从低剂量开始应用 NSAIDs 作为预防。与 2006 版《指南》建议的第 11 条不同，当时认为在 ULT 的最初 1 个月内应给予预防性治疗，新《指南》将时间定位在 ULT 的最初 6 个月内，因为有试验证明，使用低剂量秋水仙碱（0.6 毫克 / 天）或低剂量 NSAIDs（萘普生 250 毫克，每日 2 次）长达 6 个月比使用 8 周能获得更大的效益，而不良事件并没有增加。另外，新《指南》对于如何用药考虑得更细致和规范，综合考虑了患者的肾功能情况、与其他药物联合使用可能造成的严重不良反应等，这对痛风管理是一大进步。

⊕ 5.ULT（降尿酸治疗）

对任何初诊即已明确诊断痛风的患者，应与其讨论并考虑进行 ULT（降尿酸治疗）。ULT 适用于任何有痛风反复发作(≥ 2 年病史)、痛风石、尿酸性关节病及（或）肾结石患者。对患病年龄较低（< 40 岁）或 SUA 极高（> 480 微摩尔 / 升）或有并发症（肾功能损害、高血压、缺血性心脏病、心力衰竭）患者，应推荐其在首次确诊后立即开始 ULT。

2006 版《指南》建议仅对存在特定严重临床症状的患者进行 ULT，这些临床表现包括急性反复发作每年 3 次以上及出现痛风石，而新《指南》建议与其有很大不同。目前，工作组建议，第 1 次发病后就应尽早开始 ULT。大量研究显示，适当的 ULT 可以减少痛风发作的频率和痛风石的大小及数量，并促使其消失，而当所有的结晶都溶解后，就能有效地避免痛风复发。另外，提早使用降尿酸药物对心血管系统和肾脏均有益。

6.SUA（血清尿酸）水平监测

对进行 ULT 的患者，应监测其 SUA（血清尿酸）水平，使其维持在 < 360 微摩尔 / 升。对严重痛风（痛风石、慢性关节病变、痛风频繁发作）患者，建议控制 SUA 水平 < 300 微摩尔 / 升，以促使尿酸结晶更快溶解，直至完全溶解，痛风石消失为止。

值得强调的是，新《指南》增加了不建议长期（如数年）控制 SUA < 180 微摩尔 / 升，因为有部分研究表明，一定的尿酸水平对神经系统有保护作用，并且可以防止部分神经系统疾病的发生，如帕金森病、阿尔茨海默病和肌萎缩性侧索硬化症。

7.给药模式

所有 ULT 均应以低剂量起始，逐渐加量直到 SUA 降至目标水平，并应终生维持 SUA < 360 微摩尔 / 升。一项研究表明，在治疗成功的患者中，有大约 40% 在撤去 ULT 五年后出现痛风复发。因此，规律监测 SUA 水平并加以维持是痛风治疗的一个关键。

8.肾功能正常患者的降尿酸药物选择

建议将别嘌醇作为一线 ULT 药物，低剂量（100 毫克 / 天）起始，如需加量，则每 2 ~ 4 周加量 100 毫克。与 2006 版《指南》类似，新《指南》依然推荐以小剂量起始。最常用的别嘌醇剂量为 300 毫克 / 天，然而，在肾功能正常患者中，仍有 30% ~ 50% 无法使 SUA 水平 < 360 微摩尔 / 升。对该类患者来说，可增加别嘌醇的使用剂量。当别嘌醇剂量增至 600 ~ 800 毫克 / 天时，75% ~ 80% 患者的 SUA 水平可下降 360 微摩尔 / 升以下。

9.肾功能受损患者的降尿酸药物选择

别嘌醇的最大剂量应根据肌酐清除率进行调整，若在此剂量下仍无法使 SUA 达标，则应改用非布司他或苯溴马隆，可与别嘌醇联用或单用，但若患者 EGFR < 30 毫升 / 分钟，则不可使用苯溴马隆。

新《指南》纳入了新药非布司他，是新型非嘌呤类选择性黄嘌氧化酶抑制剂，于 2010 年 3 月引入法国市场，主要优点在于对 CKD3 级患者依然有效，并且在肾功能损害患者中比别嘌醇更为有效。另外，虽然对严重肾功能受损（EGFR < 30 毫升 / 分钟）者不建议使用苯溴马隆，但轻中度肾功能受损者仍可酌情使用，因为其主要通过肝脏代谢。

事实上，推荐小剂量起始的原因在很大程度上是因为高起始剂量的别嘌醇可能导致严重的皮肤不良反应（SCARs），而 2006 版《指南》并未认识到这一点。新《指南》特别指出，对肾功能受损患者，由于别嘌醇的清除率下降，血清高水平的羟嘌呤醇可能引起细胞毒性 T 细胞反应，并进一步激发皮肤超敏反应，造成 SCARs，包括嗜酸粒细胞增多性药疹、系统性反应、Stevens-Johnson 综合征（SJS）及毒性外周神经炎。别嘌醇导致的皮肤病虽发病率不高，在美国统计约 0.7/1000，但死亡率高达 25% ~ 30%。

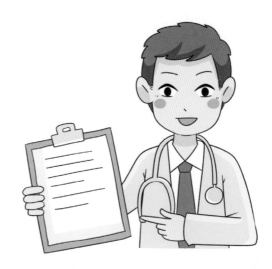

⊙ 10.聚乙二醇化尿酸酶

对于尿酸结晶明确、身体条件差、生活质量低下的慢性痛风患者，当任何其他可用药物（包括联用）均无法使 SUA 达标时，建议使用聚乙二醇化尿酸酶。聚乙二醇化尿酸酶是 2006 年之后新发现的强效降尿酸药物，由于其安全性及对难治型痛风的有效性都已得到充分证明，新《指南》推荐将其用于临床上严重的、难治性且结晶明确的痛风患者。目前，专家组对于该药的使用剂量和疗程尚未达成统一共识。

⊙ 11.其他降尿酸药物

接受祥利尿剂或噻嗪类利尿剂的患者如果出现痛风，在可行情况下，应该更换利尿剂。对高血压患者，考虑使用氯沙坦或钙通道阻滞剂，对高脂血症患者，考虑使用他汀类或非诺贝特。新《指南》建议与 2006 版第 12 条的建议类似，但是，除氯沙坦外，工作组还建议考虑对痛风患者使用钙通道阻滞剂。最后，他汀类或非诺贝特的排尿酸特性也已得到进一步证实。

划重点：

新《指南》最关键的变化是ULT（降尿酸治疗）推荐采用"极早期，低剂量起始，缓慢加量，终生维持"的方法，在治疗原则上强调患者教育的重要性，饮食上给出新建议，以及推荐了几类新的降尿酸药物。

第三，不同时期的痛风如何合理用药

临床研究痛风患者的治疗方案时，都会围绕着"怎么尽早控制、缓解急性痛风发作炎症（疼痛）""何时开始降尿酸，降至多少为宜"和"观察治疗效果"等几个方面进行。所谓对症治疗，就是针对痛风的不同阶段给予不同的合理用药。

◉ 1.无症状高尿酸血症期暂无须用药

无症状高尿酸血症常见于肥胖、饮食不节、嗜酒、工作压力大或有痛风家族史的人群。随着物质生活条件的不断提高，这些人群的比例越来越大。但临床研究发现，无症状高尿酸血症的人约有 70% 终生不会出现症状，所以体检报告只查出高尿酸血症但未查出其他病变时，医师的建议往往是"戒酒、不食高嘌呤食物（动物肝脏、海鲜等），多喝水，注意定期复查"。

也就是说，如果此阶段的高尿酸血症没有给人体带来不适，也没有其他并发症的出现，暂时不用药物治疗，毕竟"是药三分毒"。最合适的处理措施就是纠正自己的不良习惯，比如，酗酒、爱吃海鲜及动物内脏，改成清淡饮食，进行适量运动，积极预防痛风的发作及肥胖、高脂血症、高血糖等疾病的发生。但如果尿酸值过高，或者存在上述疾病的危险因素，还是需要在专业医师的指导下进行有效的治疗方案。

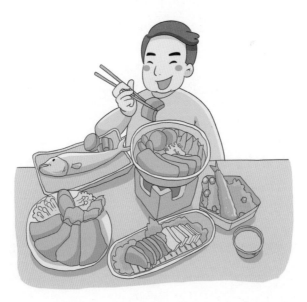

酗酒、爱吃海鲜及动物内脏都是高尿酸血症的重要诱因

无症状高尿酸血症

尿酸值低于 7 ~ 8 毫克 / 分升

无痛风发作、无心脑血管危险因素并发症等

有心脑血管等危险因素

尿酸值在 7 ~ 8 毫克 / 分升以上

无痛风发作、无心脑血管危险因素并发症等

有心脑血管等危险因素

1. 每年检测尿酸值；
2. 避免过食高嘌呤食物、酗酒等

在专业医师指导下合理生活规划 + 药物治疗相关疾病的有效治疗手段

药

1. 每年检测尿酸值；
2. 由专业医师进行生活指导，必要服用药物降低尿酸值

药

由专业医师进行科学的生活指导 + 药物指导等有效治疗手段

药

◉ 2.急性痛风关节炎发作时消炎止痛

如果无症状的高尿酸血症一直未加以控制治疗，有一部分人的尿酸分子就可能开始作祟，引发痛风性关节炎的急性发作。急性痛风关节炎发作时，迅速消炎止痛是关键，而药物治疗是最快的抑痛剂，应该在 24 小时内给患者进行抗炎止痛治疗。非甾体抗炎药（NSAIDs）、秋水仙碱和类固醇皮质激素等，都是目前比较常见的抗炎镇痛药物，可以有效改善患者的症状，提高患者生活质量。

❀ 急性发作期，首推非甾体抗炎药（NSAIDs）缓解症状

非甾体抗炎药（NSAIDs）是一类非类固醇激素类的消炎镇痛药，是痛风治疗的首选药物。痛风发作特别剧烈时，使用这类药物可以在短期内缓解症状，止痛效果好，起效快，且不良反应较小。NSAIDs 的作用机制主要通过抑制环氧酶，减少花生四烯酸的代谢物——前列腺素的产生，从而发挥抗炎镇痛解热的功效，改善部分肌肉、关节的功能。常用的药物有依托考昔、双氯芬酸、布洛芬等。需要注意的是：禁止同时服用两种或多种 NSAIDs，一旦症状缓解需要逐渐减量，5 ~ 7 天后停用。

划重点：

非甾体抗炎药治疗急性痛风的原则是：（1）尽早使用，出现症状即用，最迟24小时内；（2）量足，即发作后即用最大量，24小时控制后2~3天内快速减少；（3）禁止两种以上药物同时应用；（4）个性化，即根据个体情况选择依托考昔或双氯芬酸等疗效好、安全性高的一种药物。

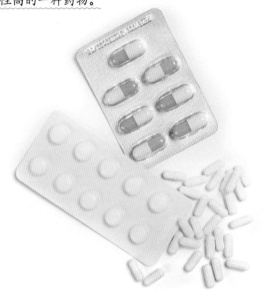

非甾体抗炎药是痛风急性发作期的首选

② 急性发作期，对NSAIDs有禁忌者建议单独使用秋水仙碱

秋水仙碱被誉为痛风的特效药，和非甾体类抗药都是痛风的一线用药。尤其是高剂量（4.8 ~ 6.0毫克/天）的秋水仙碱可以非常有效地缓解痛风急性发作期的疼痛，但其胃肠道的不良反应发生率也比较高，所以建议患者在对NSAIDs有禁忌的前提下，使用低剂量的秋水仙碱（1.5 ~ 1.8毫克/天），而且在48小时内用药效果最好。临床研究发现，低剂量的秋水仙碱比高剂量或常规剂量秋水仙碱明显减少胃肠道的不良反应，疼痛缓解率和临床有效率方面差异均无统计学意义。

秋水仙碱的作用机制是干扰吞噬尿酸盐中的中性粒细胞，以停止和减少分泌趋化因子，从而终止炎症的急性发作和防止发作。所以，如果说非甾体抗炎药的优势是消炎止痛（止痛效果比秋水仙碱更快），那么秋水仙碱的优势就是抑制炎症的进展。故建议越早用秋水仙碱效果越好，如果痛风发作超过18小时，其止痛消炎的效果即不再那么强效了。

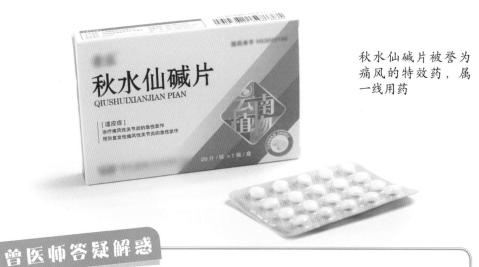

秋水仙碱片被誉为痛风的特效药，属一线用药

曾医师答疑解惑

痛风不是尿酸过高引起的吗？为啥我痛风一发作就开始服用别嘌醇，然而疼痛却越来越严重了

痛风确实是体内尿酸过高引起的，别嘌醇能使血清中尿酸浓度降低，抑制尿酸合成，但无消炎镇痛的作用，故对急性痛风无效。如果加重疼痛是因为急性痛风发作时尿酸盐结晶沉积在患处，此时服用降尿酸使血液中的尿酸降低，尿酸盐就被调动到身体的其他部位，产生新一轮的疼痛。故痛风急性发作期使用降尿酸或抑制尿酸的药物，其实是弊大于利的。

⚕ 急性痛风发作时是否采用降尿酸处理

这其实是本小节我们最开始提到的"何时开始降尿酸，降至多少为宜"这个问题。对于大多数患者，尤其是第一次痛风发作的患者，笔者的建议是痛风急性发作症状消失、炎症得以控制缓解后（1～2周后）再进行降尿酸治疗，而且从小剂量开始，然后逐步加量。

但是，对于急性痛风关节炎频繁发作（>2次/年），有慢性痛风关节炎或痛风石的患者，根据《2016中国痛风诊疗指南》的建议，在有效抗炎治疗的基础上，推荐启动降尿酸治疗。此时降尿酸治疗的目标是预防痛风关节炎的急性复发和痛风石的形成，帮助痛风石溶解。苯溴马隆、别嘌醇联合苯溴马隆、非布司他等药物都可以降低尿酸，减少痛风石，将患者血尿酸水平稳定控制在360微摩尔/升（6毫克/分升）以下，从而缓解症状，控制病情。

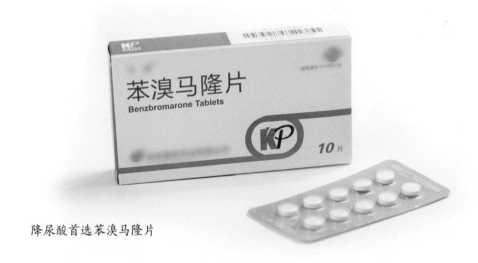

降尿酸首选苯溴马隆片

⚕ 急性发作期，短期内单独用糖皮质激素

糖皮质激素类药物也可作为痛风急性发作期的一线用药，但一般用于急性痛风严重发作或有较重的全身症状，非甾体抗炎药和秋水仙碱有禁忌或不能耐受时才被选用。糖皮质激素类药物的作用机制是能抑制非感染性炎症，减轻充血水肿，从而缓解急性期症状。短期单用糖皮质激素类药物治疗急性痛风，其疗效和安全性可起到与非甾体抗炎药和秋水仙碱同样有效的镇痛作用，且安全性良好。需要注意的是，糖皮质激素类药物的药理作用复杂，没有专业医师的指导一般不建议使用，更不可长期使用和全身用药。

糖皮质激素类药物一般分为三类：

①短效激素：可的松、氢化可的松。

②中效激素：泼尼松、甲泼尼龙、曲安西龙等。

③长效激素：地塞米松、倍他米松等。

肝功能不全或局部用药时，建议使用氢化可的松和泼尼松，两者需要在肝脏还原生成生物活性中间产物后起作用。

划重点：

对于急性痛风关节炎期的患者，无论选择哪一种抗炎止痛药，效果都相差不大，关键是药物的服用早晚决定了病情的发展，越早服药效果越好，能很快终止疼痛的发作。患者可以根据自身具体情况来选择合适的抗炎止痛药物。

曾医师答疑解惑

急性痛风关节炎不是炎症吗？为什么在家吃头孢不管用

头孢属于抗生素类药物，治疗细菌性感染。痛风是体内尿酸盐沉积造成的无菌性炎症，使用抗生素自然是无效的。痛风性关节炎急性发作时，最正确的选择是直接采用非甾体抗炎药或秋水仙碱有效缓解症状。当然，如果痛风患者并发细菌感染，例如，痛风石破溃并发化脓性细菌感染，还是需要在专业医师的指导下酌情给予抗生素治疗。痛风并发肾脏病变者，选择抗生素时要尽量选择对肾脏没有毒性或较小毒性的抗生素，比如，青霉素类、罗红霉素、红霉素、头孢菌素等，而不要选择庆大霉素、链霉素、阿米卡星、磺胺类等对肾脏有损害的抗生素。

🄰 3.痛风发作间歇期降尿酸

当我们快速使用消炎镇痛药物后，炎症反应逐步消失，痛风急性发作的疼痛在几天内就烟消云散，病情进入了间歇期，少则 1 ~ 2 年，多则 5 ~ 10 年痛风都不会发作。但我们在痛风急性发作期并没有进行降尿酸的治疗手段，等于说血液内的尿酸水平仍然居高不下，这会是痛风再次发作的最大隐患。

所以，本阶段药物治疗的目的主要在于促进尿酸的排泄，防止尿酸盐在组织内进一步沉积，或者说降低尿酸含量，以维持血清中尿酸值在正常的范围内。

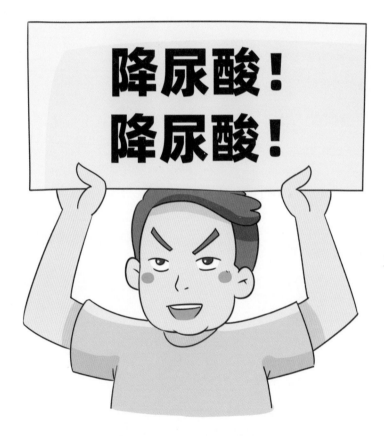

痛风发作间歇期一定要进行降尿酸的治疗

药品种类	药品名称	药理作用	用法用量	备注说明
促进尿酸排泄类	苯溴马隆	通过抑制肾小管对尿酸的重吸收，降低血液中尿酸浓度，也可促进已经形成的尿酸盐溶解。不仅能缓解疼痛，减轻红肿，还能使痛风结节消散	从小剂量开始，每日25毫克，无不良反应可逐渐增加至每日100毫克。早餐后服，同时可加服碳酸氢钠（每日3克）	毒性作用轻微，不影响肝肾功能，很少发生皮疹、发热，但可有胃肠道反应、肾绞痛及激发急性关节炎发作
	丙磺舒	主要抑制肾小管对尿酸的再吸收而致依他尼酸的作用，亦可促进已形成的尿酸盐的溶解	从小剂量开始，初用每日2次，每次0.2克；2日后内增至0.5克，每日3次，最大剂量每日不超过2克	约5%患者发生皮疹、发热、肠胃刺激、肾绞痛及激起急性发作等不良反应
	磺吡酮	保太松的衍生物，抑制肾小管对尿酸的再吸收，排尿酸作用较丙磺舒强	自小剂量开始，50毫克每日2次，渐增至100毫克每日3次，每日最大剂量为600毫克	和丙磺舒合用有协同的疗效，此药对胃黏膜有刺激作用，溃疡病患者慎用
抑制尿酸合成类	别嘌醇	能抑制黄嘌呤氧化酶，使次黄嘌呤及黄嘌呤不能转化为尿酸，并能迅速降低血尿酸浓度，抑制痛风石及肾尿酸结石合成，并促使痛风石的溶解	初次剂量一次50毫克，每日1～2次，每周可递增50～100毫克，至200～300毫克，分2～3次服。每2周测血尿酸水平，如达到正常水平则不再增量，如仍高可再递增，但每日最大剂量不得大于600毫克	个别患者可有发热、过敏性皮疹、腹痛、腹泻、白细胞及血小板减少，甚至肝功能损害等不良反应，停药及给予相应治疗一般均能恢复
	非布司他	一种非嘌呤类黄嘌呤氧化酶选择性抑制剂，因无嘌呤样核心结构，主要适合于别嘌醇过敏、不耐受或治疗失败者，其抑制尿酸生成强度更高	每日服用80毫克或120毫克，可在2周内明显降低血尿酸水平	小于2%的患者可能发生皮疹、腹泻或肝转氨酶升高

痛风间歇期患者在进行降尿酸治疗时，抑制尿酸生成的药物建议使用别嘌醇或非布司他；促进尿酸排泄的药物，建议使用苯溴马隆。对抑制尿酸生成的药物，非布司他在有效性和安全性方面较别嘌醇更具优势。对促进尿酸排泄的药物，苯溴马隆和丙磺舒均可用于慢性期痛风患者。苯溴马隆在有效性和安全性方面优于丙磺舒。使用别嘌醇时，应从低剂量开始，肾功能正常者起始剂量为 50 毫克，肾功能不全时剂量应更低，逐渐增加剂量，密切监视有无超敏反应出现。

使用苯溴马隆时，也应从低剂量开始，过程中一定要增加饮水量，碱化尿液，保持每日 2000 毫升以上的饮水量，以利于尿酸的排出，并避免与其他肝损害药物同时使用。医生应根据患者具体情况，有针对性地使用以上降尿酸药物，并在用药过程中警惕可能出现的肝、肾毒性和其他不良反应。

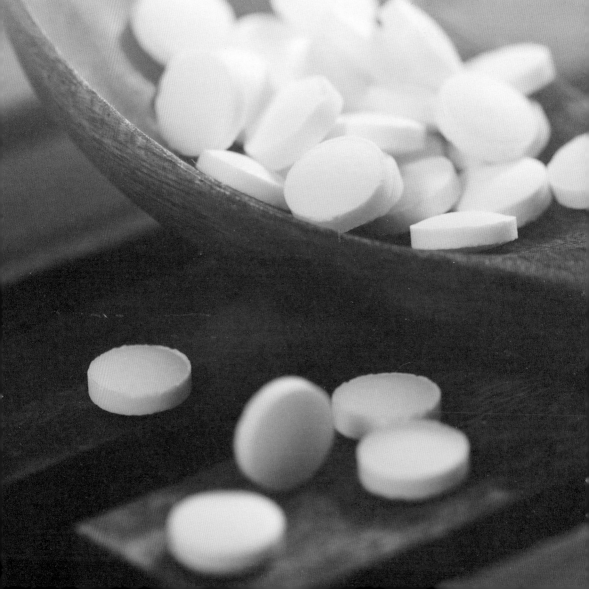

⊙ 4.慢性痛风关节炎期溶解痛风石

痛风发展到慢性痛风关节炎期，多数患者身体表面会出现痛风石，由于痛风石多发生在四肢关节及附近，患者关节功能开始下降，严重者会致残甚至失去自理能力。随着血清中尿酸浓度的增高，患者发生肾结石的危险性也逐步增加，还会引起肾脏病变。故这个阶段的治疗除了预防痛风急性发作，防止尿酸结晶沉积外，还需要溶解痛风石，减少由此导致的关节或肾功能损害，尽量逆转慢性病程，减少脏器受损。

❤ 使用秋水仙碱预防痛风急性发作

慢性痛风关节炎期的治疗首先是预防痛风的急性发作，保持血清中尿酸浓度处于正常范围，防止尿酸盐的继续沉积。在降尿酸治疗的初期，新《指南》中是建议使用秋水仙碱预防急性痛风关节炎复发的。预防性使用秋水仙碱至少 3 ～ 6 个月可减少痛风的急性发作，小剂量秋水仙碱安全性高，耐受性好。

❤ 并发慢性肾脏疾病的痛风患者采用对肾功能影响小的降尿酸药物

对并发慢性肾脏疾病的痛风患者，建议先去正规医院评估肾功能，医生会根据患者的具体情况使用对肾功能影响小的降尿酸药物，并在治疗过程中密切监测不良反应。慢性肾功能受损会影响降尿酸药物的半衰期和排泄时间，对药物代谢动力学产生影响，进而影响降尿酸药物的有效性和安全性。较高的血尿酸水平及尿酸盐沉积会影响肾功能。

抑制尿酸生成的药物（别嘌醇和非布司他）和促进尿酸排泄的药物（苯溴马隆）均可降低肾小球尿酸负荷。

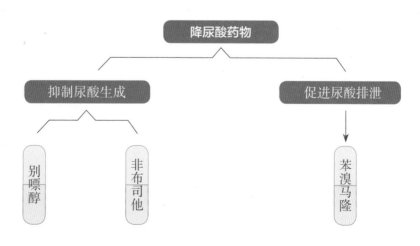

年龄在 60 岁以内，肾功能正常或轻度损害，无肾结石者，适宜服用促进尿酸排泄类药物，如苯溴马隆和丙磺舒，用法用量最好咨询专业医师或看说明书。一般来讲，苯溴马隆的开始剂量是每日 25 毫克，每日 1 次，逐渐加量，最大剂量每日可达 100 毫克，连用 3 ~ 6 个月；丙磺舒的开始剂量是 250 毫克，每日 2 次，2 周后增至 500 毫克，每日 3 次，每日最大剂量 < 2000 毫克。

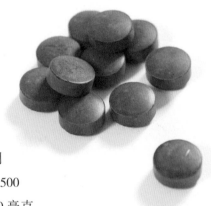

但注意患者服用丙磺舒时，应同服大量水，并加服碳酸氢钠，可防止尿酸盐在泌尿道沉积形成结石。

中等程度以上肾功能损害或有肾结石者，适宜服用抑制尿酸合成类药物，如别嘌醇和非布司他。别嘌醇适用于肾功能不全患者时起始剂量应低，开始每日用量 100 毫克，以后一周中每日增加 100 毫克，直到血清尿酸浓度接近 6 毫克 / 毫升，每日最大用量不宜超过 800 毫克，密切监测有无超敏反应发生；非布司他应用于轻中度肾功能不全的患者时，每日 80 ~ 120 毫克，可在 2 周内明显降低血尿酸水平，无须调整剂量。非布司他主要通过肝脏代谢，不依赖肾排出，故对轻、中度肾功能不全者安全有效，而肝功能不全者禁用。

曾医师答疑解惑

我们痛风患者把尿酸降到什么水平就可以了

尿酸水平越高，越容易引起痛风发作，痛风性关节炎发作时的疼痛、红肿或发热等全身症状越明显，病情也越重，如果个别患者的血尿酸水平太高还可能引起急性肾衰竭，患者一生都要透析甚至造成死亡。临床实际诊疗中，一般认为把血尿酸降低至360微摩尔/升就可以了，当然如果低于300微摩尔/升就更好了，可以防治痛风的反复发作。

第三章

严格控制饮食，
让尿酸值降下来

痛风属于代谢类的终身疾病，目前尚无药物和其他手段可以彻底根治痛风。但导致痛风发作的直接原因是血尿酸水平增高，血尿酸水平可以通过饮食来调节。饮食结构的调整和生活方式的改变，可以有效控制痛风的发作。

第一，
掌握控制痛风发作的十大法则

痛风不仅给患者带来极大的痛苦，还容易转换为痛风性慢性关节炎，形成痛风石，导致关节僵硬或畸形，严重者还会导致肾损害、脏器受伤，诱发高血压、糖尿病、心脑血管疾病等，严重危害人类的健康和生命。因此，痛风的防治引起越来越多人的关注。

痛风是一种代谢性的疾病，与生活方式密切相关，因此单用药物治疗不能取得满意效果，只有结合健康教育，通过饮食结构的调整和生活方式的改变，才能有效地控制痛风的发作。

1.法则一：控制体重，拒绝肥胖

肥胖与很多疾病都有直接或间接的关系，其中也包括痛风，据统计，痛风患者半数以上都伴有超重或肥胖。国内关于痛风的几组研究数据显示：更高的BMI可增加痛风风险。研究表明，BMI为25～29.9千克／平方米的痛风患者数是BMI为21～22.9千克／平方米痛风患者数的1.95倍，BMI为30～34.9千克／平方米的痛风患者数是BMI为21～22.9千克／平方米痛风患者数的2.33倍，BMI为>35千克／平方米的痛风患者数是BMI为21～22.9千克／平方米痛风患者数的2.97倍。肥胖，已经是痛风的独立危险因素。

知识延伸：BMI的解读

BMI是body mass index的缩写，即身体质量指数，也称为体质指数，是国际上常用的衡量人体肥胖程度和是否健康的重要标准。BMI=体重÷身高的平方（国际单位：千克／平方米）。

肥胖的标准

	正常BMI	超重BMI	肥胖BMI
WHO标准	18.5～24.9	25.0～29.9	≥30
我国标准	20～23.9	24.0～27.9	≥28

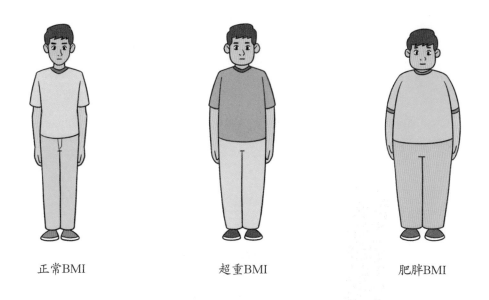

正常BMI　　　　　　　　超重BMI　　　　　　　　肥胖BMI

2.法则二：减少高嘌呤食物摄入

　　国内外痛风研究中心显示，食用大量肉类者比食用少量肉类者血尿酸水平平均高 0.48 毫克／分升（28.5 微摩尔／升）；食用大量海鲜者比食用少量海鲜者血尿酸水平平均高 0.16 毫克／分升（9.51 微摩尔／升）。也就是说，大量食用肉类、动物内脏、贝类为痛风发病的危险因素。

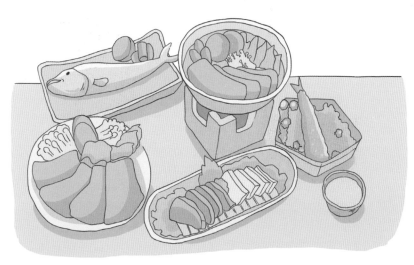

大量食用肉类、动物内脏、贝类等为痛风发病的危险因素

3.法则三：限酒

　　经常饮酒为痛风发病的危险因素之一，痛风患者也多为好饮酒者。饮酒，尤其是大量喝啤酒和白酒，几乎是痛风发作的导火索，一触即发。研究显示，酒精摄入量与痛风发病风险呈剂量效应关系，当酒精摄入量 ≥ 50 克 / 日时，其痛风发病风险比不饮酒者高 153%。每日饮啤酒 373 克者比不饮啤酒者的痛风发病风险高 49%；饮用烈酒将增加 15% 的痛风发病风险。

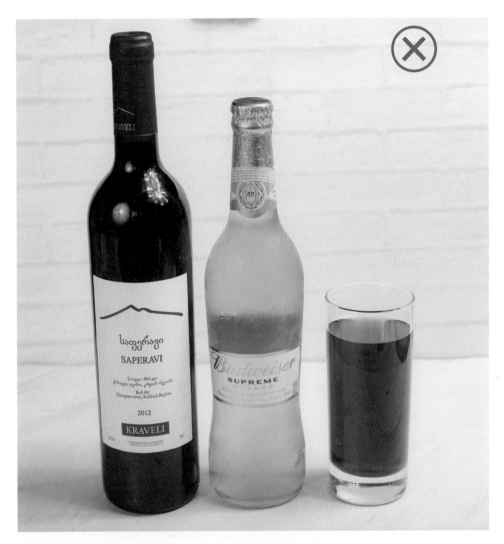

4.法则四：禁烟

　　相对于烟民，周围人经常吸烟者比周围人偶尔吸烟者发生痛风或高尿酸血症的风险高 35%。所以，禁烟不仅仅是自己拒绝抽烟，对身边人也应该说"NO"！

5.法则五：防止剧烈运动或突然受凉

国家风湿病数据中心的"痛风高尿酸血症患者多中心网络注册及随访研究"大数据显示，剧烈运动是男性和女性痛风患者发作的第三位诱因。突然受凉是女性痛风发作的第二位诱因，是男性的第五位诱因。

6.法则六：减少富含果糖和含糖饮料的摄入

加拿大温哥华医院的医生和美国哈佛大学的教授曾经对近五万名男士做过为期12年的追踪调查，结果研究发现：含糖软饮料和果糖可增加男性患痛风的风险。

7.法则七：大量饮水

人体的70%是由水分组成的，人离不开水，多喝水是个很好的习惯。研究表明：饮水过少也是高尿酸血症和痛风的危险因素，而且大量饮水（每日2000毫升以上），可以促进尿酸的排泄。

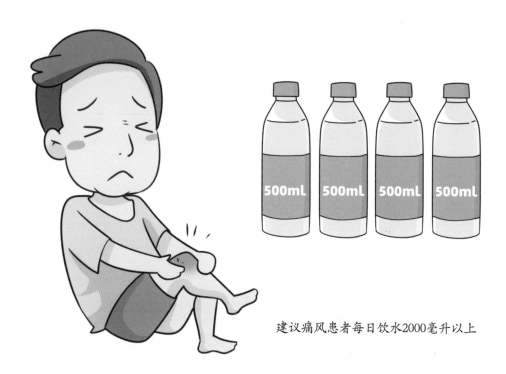

建议痛风患者每日饮水2000毫升以上

8.法则八：增加新鲜低嘌呤蔬菜的摄入

新鲜蔬菜不仅可以给机体补充充足的维生素，也是预防痛风发病的重要因素。痛风患者可以把摄入高嘌呤食物逐渐转变为摄入新鲜的低嘌呤蔬菜。

9.法则九：规律饮食和作息

古人的生活规律是"日出而作，日落而息"，因此很少因为生活方式不健康而生病。现代人的夜生活太丰富，半夜12点后还在刷手机、玩电脑的人比比皆是。作息不规律，一日三餐也跟着不规律，而这些饮食和作息不规律的人发生痛风的风险比作息规律的人发生痛风的风险往往高1.6倍。

生活作息不规律，身体就容易出现疲惫或亚健康状态。而经常疲劳者比偶尔疲劳者发生痛风或高尿酸血症的风险高约40%，偶尔疲劳者比很少疲劳者发生痛风或高尿酸血症的风险高约40%。

划重点：

合理饮食和作息规律不仅是防治痛风的秘诀之一，也是生活方式引发的疾病的重要防护法则。

10.法则十：规律运动

痛风发作时，以卧床休息为最好的调养方式。但在间歇期或慢性期，建议痛风患者进行规律运动，不仅有助于降低血尿酸水平，还有助于降低血脂和血糖，减少急性痛风及高血压、高血糖等疾病的发作次数。

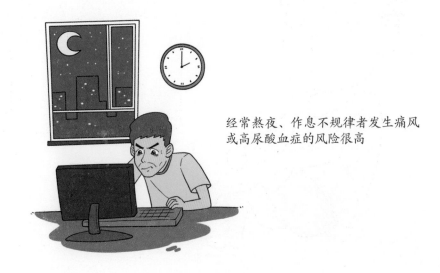

经常熬夜、作息不规律者发生痛风或高尿酸血症的风险很高

第二,
管住嘴,减少嘌呤摄入

　　世界上很多疾病都是"吃出来的",只要管住嘴,就等于扼住了疾病入口的"关卡"。痛风患者一定要控制好饮食,尤其是减少动物内脏、海鲜等高嘌呤食物的摄入,多吃蔬菜水果等低嘌呤的碱性食物,做到清淡饮食,确保低脂肪和低糖,降低血尿酸水平。

◉ 1.忌食高嘌呤食物

　　高嘌呤食物摄入人体内会氧化成为尿酸,过多的尿酸无法正常代谢出体外,就易患高尿酸血症。高尿酸血症则是痛风发作的直接病理原因,故痛风患者一定要拒绝高嘌呤食物的摄入。每 100 克食物中含 100～1000 毫克嘌呤的食物为高嘌呤食物。痛风患者认真看一下这些高嘌呤食物,并将其列为日常食谱中的"黑名单"。

高嘌呤食物一览表

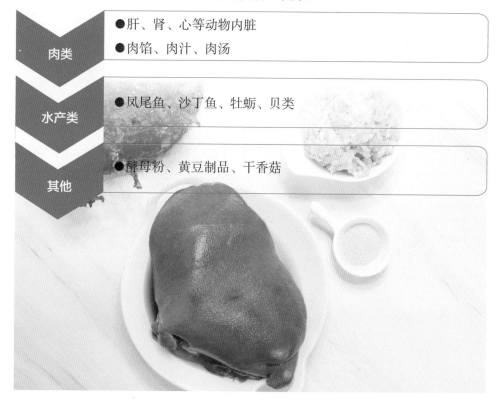

肉类	●肝、肾、心等动物内脏 ●肉馅、肉汁、肉汤
水产类	●凤尾鱼、沙丁鱼、牡蛎、贝类
其他	●酵母粉、黄豆制品、干香菇

2.适当食用中嘌呤食物

每 100 克食物中含嘌呤 25 ~ 150 毫克的食物为中嘌呤食物。在痛风发作的缓解期，可以适当选择一些嘌呤含量中等的食物，但要控制食用量，比如，肉类食用量每日不可超过 120 克，特别是一餐当中不可进食过多。

中嘌呤食物一览表

肉类	●牛肉、羊肉、鸡肉、鸭肉
水产类	●草鱼、鳕鱼、鲈鱼、鲫鱼、鲤鱼、螃蟹、海带
菌菇类	●金针菇
其他	●绿豆、花生、黑豆、扁豆

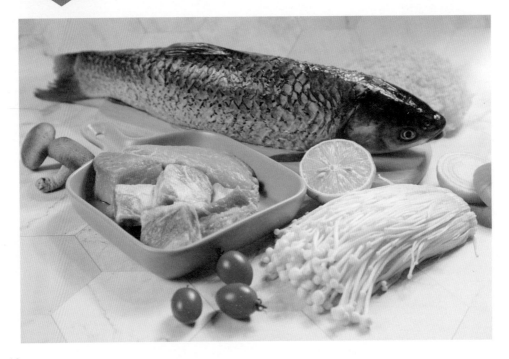

⊙ 3.放心食用低嘌呤食物

每100克食物中含嘌呤25毫克以下的食物为低嘌呤食物。一般来讲，大米、小米、玉米等谷物类，鸡蛋、牛奶等蛋奶类，以及新鲜的蔬菜、水果等都属于低嘌呤食物，痛风患者可以随意享用。

低嘌呤食物一览表

谷类	●大米、小米、大麦、小麦、玉米等
蔬菜类	●芹菜、茄子、青椒、豆芽、白菜、卷心菜、冬瓜、黄瓜、丝瓜、苦瓜、南瓜、洋葱、菜花、胡萝卜等
水果类	●橘子、葡萄、西瓜、鸭梨、菠萝等
其他	●鸡蛋、牛奶、干酪、杏仁、核桃等

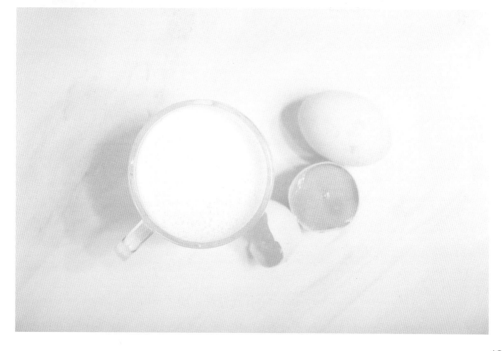

4.这几类食物不利于尿酸排泄，要少吃

高糖食品

甜味可以刺激我们的交感神经，给我们带来身心的愉悦，但同时随着血液中果糖含量的上升，腺嘌呤核苷酸分解加速释放出嘌呤，使尿酸的生成增多。所以，痛风患者需要拒绝高糖食物的诱惑。

高糖食物不仅包括糖果及蛋糕、冰激凌、含糖饮料等糖加工食物，一些富含果糖的水果，如哈密瓜、桂圆、冬枣等，都是每 100 克中含糖量超过 20 克的水果，也应列入痛风患者的食品黑名单。

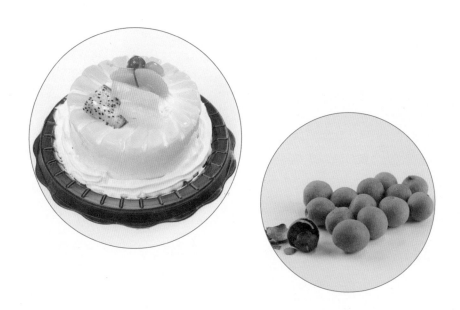

高脂肪食品

经常进食高脂肪食物，除了造成机体肥胖外，肝脏的代谢负担也会加重。如果肝脏功能下降了，人体肾脏或者其他器官的运转也会受限制，进而降低身体排泄多余尿酸的能力，增加尿酸升高的可能性。

高盐食物

肾脏是人体的重要代谢器官，它将身体代谢产生的废物以尿液的形式排出体外。当我们体内食盐摄入过量时，肾脏承担的工作就会越来越繁重，使体内的尿酸盐无

法正常排泄，就可能导致尿酸盐的结晶沉积在关节、肌腱及周围组织，引发急性痛风的炎症反应。

所以说，痛风患者或者高尿酸血症患者，应减少高盐食物的摄入量。一般来讲，建议大家每日的食盐摄入量控制在 6 克以下，痛风患者最好控制在 5 克以下，以免增加肾脏代谢的负担，引发尿酸性结石。

高盐食物对痛风的危害

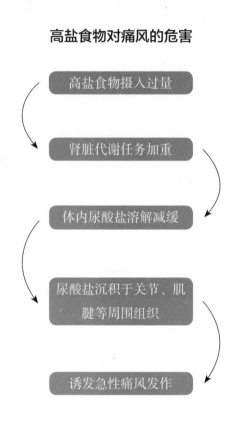

高盐食物摄入过量

肾脏代谢任务加重

体内尿酸盐溶解减缓

尿酸盐沉积于关节、肌腱等周围组织

诱发急性痛风发作

需要特别提醒大家的是，我们在计算食盐的摄入量时，往往只计算食盐这一种调味品的摄入量，而忽略了一些隐形的"盐"。这些隐形的盐其实就是我们通常做菜用的酱油、味精、鸡精、蚝油、豆瓣酱及熟食品中的含盐成分。事实上，所有我们味觉可以尝到的咸味、香味甚至甜味儿等调料品中，都含有盐的成分。根据《中国食物成分表》的计算方法，6 ~ 10 克的酱油或 3 克味精的盐含量 =1 克。

划重点：

控制盐分的摄入量，不仅要控制食盐的量，更要警惕酱油、面酱、蚝油、味精及熟食中的含盐量。

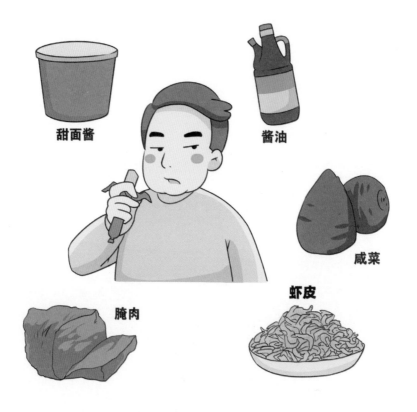

痛风患者还得警惕火腿、麻酱、酱油等隐形的"盐"

痛风患者应坚持低盐饮食，建议大家在日常烹饪中，通过采用一些技巧来减少盐分的摄取。

学会量化。家庭常用调料盒中的小勺，盛满了一般是5克左右的食盐量，也就是痛风患者一天的食盐最大量。严格使用限盐勺，是低盐饮食的第一步。

咸味儿不叠加。酱油、鸡精、豆瓣酱、甜面酱等调味品中都含有盐分，一般20毫升酱油中含盐3克，10克黄酱含盐1.5克。所以，控盐不仅仅要控制食盐的摄取量，也要限制含盐调味品。比如，烹饪一些新鲜绿叶菜，可以用豆瓣酱或蚝油代替食盐，咸味儿不叠加，限盐才成功。

后放盐。炒菜时最后放盐，可以把盐撒在食物表面，不会使盐进入食物内部太多，既增加口感，又可以减少近1/3的食盐摄入量。做汤时，也要等汤的温度降低时再加盐，因为在温度高时，味觉对咸度的敏感度降低，导致加盐过多。

不喝菜汤。盐溶于水，菜汤中含盐量高，所以尽量不要喝菜汤，尤其是婴幼儿，更不宜喝菜汤或用菜汤拌饭。

善用其他调味品。调制凉菜时，可以用苹果醋、柠檬水、果仁碎等，来减少或者代替食盐，增加菜品的风味儿，减少盐分的摄取量。

烹饪方式的转变。食物本身有其独特的天然味道，尽量用蒸、煮、拌的方式代替炒、卤等加工步骤多的烹饪方式。

🥄 辛辣食物

痛风患者在体内尿酸过高的情况下，尤其是急性痛风发作期，少吃辛辣食物。辣椒、胡椒、芥末、咖喱等辛辣食物刺激性大，会加重炎症的反应。本身尿酸过高就容易在体内沉积，对人体关节、骨骼或者肾脏造成损伤，此时还进食辛辣食物，无疑会加重尿酸高这种情况。

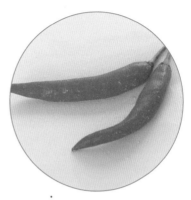

🥄 含有酒精的食品

痛风患者不宜饮酒，也不宜吃含有酒精的食品。现在很多食物都含有酒精，如果总是在尿酸高的时候还进食含酒精食物，无疑会导致体内尿酸浓度继续升高。尤其是常见的啤酒也属于高嘌呤食物，同样对高尿酸症状改善不利。因此，发现自己尿酸过高时，应该避免进食含酒精类食物。

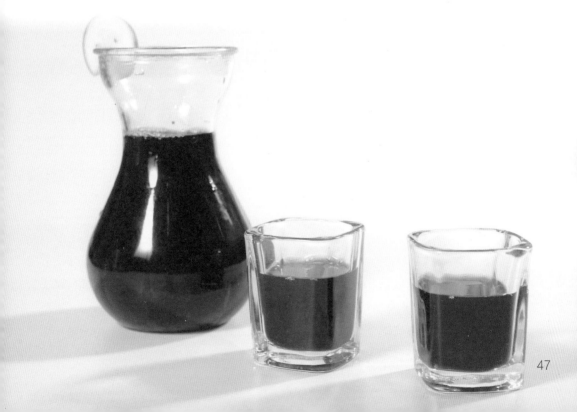

5.这四大饮食误区，痛风患者要避开

误区一：不吃肉光吃素就能控制痛风

大多数肉类都属于高嘌呤食物，很多痛风患者也因为摄取大量的肉类而诱发痛风的发作，似乎给痛风患者传递一个信号"吃肉就痛风"。其实，痛风患者除了在痛风急性发作期忌吃动物内脏和海鲜外，在间歇期和缓和期，是建议患者适量摄入嘌呤含量较低的肉食的，以保证营养均衡摄入。

嘌呤易溶于水，痛风患者吃肉时可以将肉先用水焯一遍，肉中的嘌呤含量往往会减少。肉类的嘌呤含量由高到低依次是：肥肉→红肉→禽肉。如果选对肉类，痛风患者也是可以吃肉的。例如，不同部位的猪肉嘌呤含量也是不同的。

猪身各部位的嘌呤含量

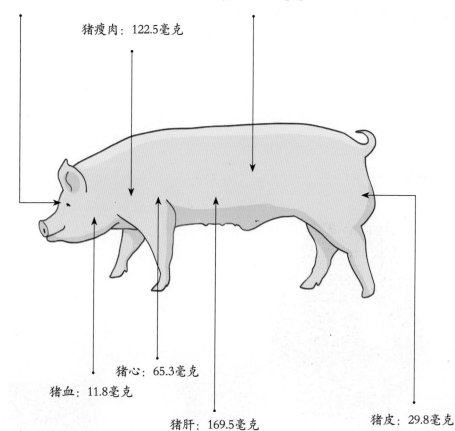

猪脑：66.3毫克

猪肚：132.4毫克

猪瘦肉：122.5毫克

猪心：65.3毫克

猪血：11.8毫克

猪肝：169.5毫克

猪皮：29.8毫克

大多数新鲜蔬菜确实都是低嘌呤食物，但也有部分蔬菜如菠菜、紫菜、豆苗等嘌呤含量也比较高。因此，痛风患者把"不吃肉光吃素"等同于"低嘌呤饮食"是片面的想法。

划重点：

"不吃肉光吃素" ≠ "低嘌呤饮食"，要正确看待荤肉类和蔬菜类的嘌呤含量和营养成分。

🖐 误区二：吃得少就可控制痛风

痛风和肥胖关系密切，似乎越胖的人越容易得痛风，这就给痛风患者造成一个直接印象："少吃点，不仅减肥还能控制痛风。"其实这一观点在某种程度上是成立的，因为肥胖者的体内脂肪过多，脂肪积累产生大量的游离脂肪酸阻碍尿酸的正常排泄，也增加了尿酸单钠结晶诱发急性炎症反应的发生概率，最终诱发痛风。

然而"吃得少"也得看"吃"的内容是什么，如果只吃高嘌呤的食物，对控制痛风还是无所裨益的。而且没有专业医师的指导，通过节食来控制体重或痛风是不可取的，不科学的"节食"会引发身体的其他不适和病症。

🖐 误区三：水产品一律禁食

海产品中嘌呤最高的主要是贝壳类（蛤蜊、牡蛎、干贝等）及小鱼干，痛风患者是需要严格避免食用这些海产品的。但像海参、海蜇皮、鳜鱼、鲈鱼、螃蟹、鳕鱼等嘌呤含量中等的海鲜，适当食用也是可以的！

🖐 误区四：不让吃肉，就多吃豆制品

在痛风急性发作期，可以用豆制品代替肉类，给机体提供优质的植物蛋白。但部分豆制品的嘌呤含量也是比较高的，需要尽量选择嘌呤含量较低的豆制品，比如豆浆、豆腐的嘌呤含量是低于整粒豆的。

第三，补充有利于降低尿酸的营养素

在控制高嘌呤食物的摄入及限烟禁酒等饮食管理的基础上，还可以合理调整五大营养素的摄入，可以降低尿酸，平稳痛风的发作。

1.钾

钾是人体电解质的主要成分之一，是细胞中的主要阳离子，参与和维持细胞内外体液的渗透压和酸碱平衡。当体内尿酸偏高时，多吃富含钾的食物，钾离子可以减少尿酸的沉淀，促进尿酸的排泄，有助于改善病情。

降尿酸原理

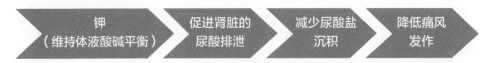

钾（维持体液酸碱平衡） ➡ 促进肾脏的尿酸排泄 ➡ 减少尿酸盐沉积 ➡ 降低痛风发作

日常饮食指导意见

①推荐用量：每人每日摄入量 2000 毫克。

②用低钠盐代替普通盐。低钠盐中含 25% 的氯化钾，氯化钾含钾量为 53%。也就是说，1 克低钠盐中就含有 133 毫克的钾。如果每日吃 5 克盐，低钠盐就能提供 665 毫克的钾。

③用薯类部分代替主食。红薯、土豆、芋头、山药等薯类，相对于米、面等主食，钾营养素的密度特别高，而且热量低于米、面。

④煮粥时放点钾含量高的红豆、燕麦等五谷杂粮，既补钾，还增加米粥口感。

痛风患者的食物推荐

食 物	钾含量(毫克/100克)	嘌呤含量（毫克/100克）	每日推荐食用量（克）
百 合	鲜510/干344	0	15 ~ 30
土 豆	342	3.60	200
小 米	284	7.3	200

百合莲子粥

材料 干百合 30 克，莲子 30 克，大米适量，冰糖少许。

做法

❶ 干百合洗净，提前用水泡发 2 个小时；莲子洗净；大米淘洗干净。

❷ 以上食材，除了冰糖外，统一放入锅内，加入适量清水。

❸ 大火煮开后改为小火，熬至粥快浓稠时加入冰糖，熬煮 2 ~ 3 分钟即成。

健康谏言：

　　百合富含蛋白质、钙、铁、镁、钾等营养成分，同时含有多种维生素，能够抑制白细胞异化，碱化尿液，并可安神、降尿酸、缓解痛风关节炎症。

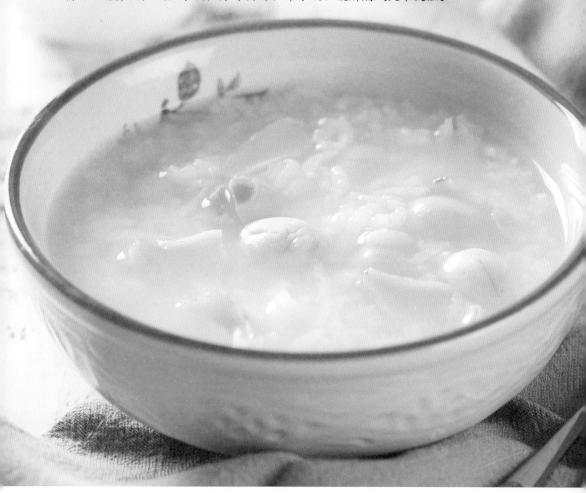

2.B族维生素

B族维生素包括维生素 B_1、维生素 B_2、烟酸、维生素 B_6、叶酸等，统称为B族维生素。B族维生素推动机体的代谢，参加体内能量的制造。B族维生素尤其是烟酸，对痛风患者最大的益处是它可以促进尿酸的分解。如果体内烟酸充足，尿酸可以分解成尿素和胺，溶解在尿液里，轻松排出体外，继而预防和缓解痛风的发作和发展。

降尿酸原理

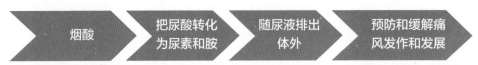

日常饮食指导意见

①推荐用量：每人每日摄入量1.5毫克。

②B族维生素多存在于谷类的麦麸、胚芽等外层，故建议大家不要总吃精米、精面，适当吃一些未加工或半加工的粗粮。

③大量B族维生素的摄入会干扰体内尿酸的排泄，不恰当的补充会诱发痛风的急性发作，必须注意适量原则。

痛风患者的食物推荐

B族维生素	食　　物
富含维生素B_1	小麦胚芽、花生、黑米、胚芽米、小米、玉米等
富含维生素B_2	猪瘦肉、鸡蛋、河蟹、海带、紫菜等
烟酸	全麦制品、玉米、绿豆、芝麻、花生、紫菜、无花果、蛋类等
富含维生素B_6	蛋黄、小麦胚芽、瘦肉、奶类、谷类、香蕉、核桃等
富含叶酸	菠菜、西红柿、胡萝卜、小白菜、梨、核桃、栗子、禽肉及蛋类等
富含维生素B_{12}	瘦肉、蛋类等

五谷枸杞黑豆浆

材料 黑豆、黄豆、大米、小米、黑米、枸杞子各适量。

做法

❶ 黑豆、黄豆、黑米，提前一夜用水泡开。

❷ 将泡好的黑豆、黄豆、黑米连同大米、小米和枸杞子一起洗净，然后倒入豆浆机，加水到最高水位，选择五谷豆浆模式，启动，大约 20 分钟就好了。

❸ 用过滤网将豆渣过滤即成。

健康谏言：

　　这道五谷豆浆将多种富含 B 族维生素的食材搭配在一起，不仅有利于促进消化吸收，还可促进尿酸的溶解和排泄。里面的食材还可以根据个人喜好自行增减。

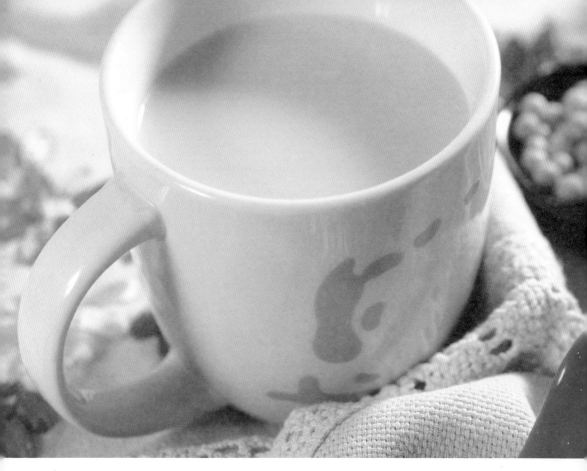

3.维生素C

维生素C是高效抗氧化剂,可以抵抗自由基,抑制酪氨酸酶的形成,从而达到抗衰老、美白淡斑的功效。维生素C还能促进组织内淤积的尿酸盐溶解,利于尿酸排出,防止痛风结石的形成。

降尿酸原理

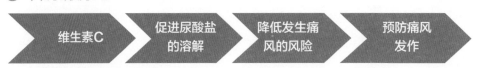

日常饮食指导意见

①推荐用量:每人每日摄入量200～300毫克之间。

②新鲜蔬菜、水果中富含维生素C,但维生素C会随着贮藏时间的延长而流失,故建议吃新鲜的应季果蔬。

③绿叶菜宜凉拌或大火快炒,最大限度地保留维生素C。

④痛风急性发作期服用秋水仙碱治疗时,不宜大量摄取维生素C,避免降低药物的疗效。

痛风患者的食物推荐

食 物	维生素C含量 (毫克/100克)	嘌呤含量 (毫克/100克)	每日推荐食用量 (克)
红枣(鲜)	243	5.4	80
猕猴桃	62	0～25	150
柿子椒	72	8.7	50
菠菜(脱水)	82	23	150
菜 花	61	24.9	100
山 楂	53	0	25

鳄梨华尔道夫沙拉

材料 鳄梨（牛油果）200 克，土豆、胡萝卜各 100 克，沙拉酱、盐各适量。

做法

❶ 先用刀在鳄梨上切一圈，深度以切到果核为准，然后双手分别握住鳄梨的两边，一手在上、一手在下，往相反方向一扭，把鳄梨打开，接着把刀切进鳄梨的核里，轻轻一转，果核就掉下来了，之后用刀在鳄梨的果肉上交叉划斜刀，最后用勺子一挖，鳄梨丁就出来了。

❷ 土豆、胡萝卜洗净，分别去皮，切成跟鳄梨丁一样大小的丁，放入蒸锅里蒸熟，然后与鳄梨丁一起放入碗里，加入盐、沙拉酱稍微拌一下即可。

健康谏言：

　　这道沙拉以鳄梨作为主材，不仅富含维生素 C，而且还能促进铁的吸收和利用，尤其适合贫血的女性痛风患者食用。

🔘 4.膳食纤维

　　膳食纤维可以改善肠道健康，有助于降低血液胆固醇、甘油三酯、血糖，减轻胰岛素抵抗等，还能协助控制体重。多数痛风患者伴有代谢综合征，膳食纤维可以改善代谢综合征，进而改善痛风患者的整体代谢情况。

降尿酸原理

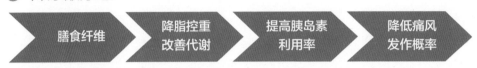

日常饮食指导意见

　　①推荐用量：每人每日摄入量 25 ~ 30 克。

　　②谷物糠皮中嘌呤含量相对较高，过多摄入会引起血尿酸升高。建议痛风患者主食仍然以细粮为主，可选择性地摄入嘌呤含量低的粗粮，如小米和玉米等。单纯的痛风患者，粗粮摄入量为每人每日 50 克；对粗粮非常敏感的痛风患者，则要少吃或不吃。

　　③伴有代谢综合征的痛风患者，粗粮摄入量可适当多些，可以适度提高到每人每日 35 ~ 45 克。

痛风患者的食物推荐

食　物	膳食纤维（毫克/100克）	嘌呤含量（毫克/100克）	每日推荐食用量（克）
魔　芋	74.4	13	50
山楂（干）	49.7	0	25
竹　笋	43.2	29	100
秋　葵	3.9	0~25	150
木耳（水发）	29.9	16.60	100

山楂茶

材料 干山楂 15 ~ 20 克，冰糖少许。

做法

❶ 将干山楂片放入杯中，冲入沸水，约 20 秒后倒出水，留下山楂片。

❷ 再次将沸水冲入杯中，加入少许冰糖，加盖等待 5 ~ 10 分钟即可。

健康谏言：

　　山楂茶特别适合痛风并发脂类代谢异常的患者饮用。尤其干山楂，可是嘌呤含量为零的食物，有很高的营养价值和医疗价值，有利于降低尿酸含量，还能发挥消脂功效。

　　山楂中含有大量的酸性物质，会刺激胃黏膜，所以不要空腹喝山楂茶。

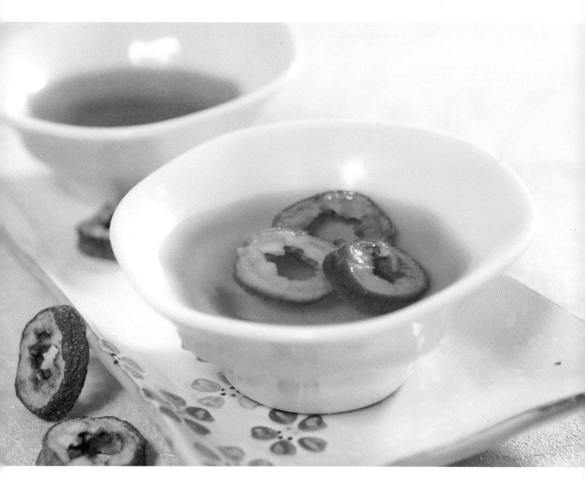

凉拌魔芋

材料 魔芋丝 100 克，油菜 50 克，盐、醋、酱油各适量。

做法

❶ 将魔芋丝和油菜分别氽烫。

❷ 将所有材料放入盘中，加入调料，根据自己的口味调味，拌匀即可。

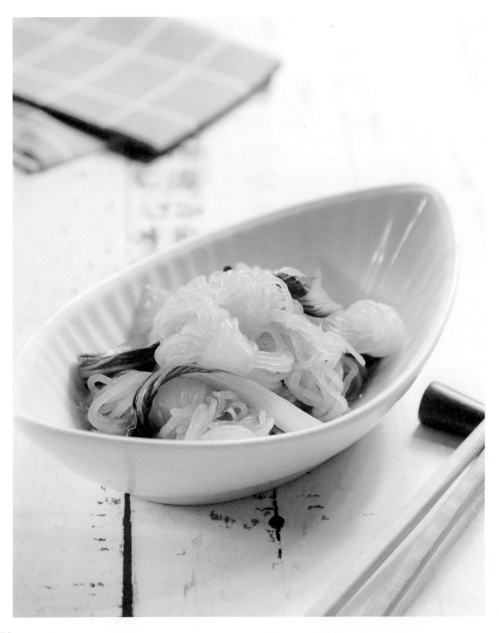

5.水

痛风患者要多喝水，养成多喝水的习惯，至少要保证每日 2000 毫升的饮水量。确保排出足够的尿量，有利于减少肾脏和输尿管形成结石的可能性。

降尿酸原理

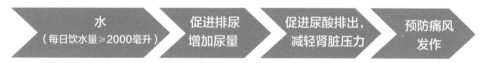

| 水（每日饮水量≥2000毫升） | 促进排尿增加尿量 | 促进尿酸排出，减轻肾脏压力 | 预防痛风发作 |

这样喝水降尿酸更有效

①痛风患者最好喝白开水，温度以人体体温相接近的 36℃左右为宜。这个温度的白开水不仅喝起来口感好，关键不含任何热量，可直接被人体吸收利用，其渗透压也最有利于人体各种有害物质的溶解。

②不要等口渴了再大口喝水，应该长期准备一个水杯，每隔 2 小时喝水一次。少量多饮，养成良好的喝水习惯。

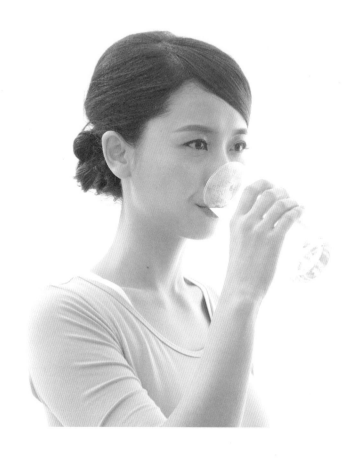

第四，
多吃些利尿排酸的食物

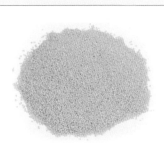

小米

- 嘌呤含量低
- 高钾、低钠
- 热量：361千卡（1千卡≈4.18千焦）/100克
- 日推荐用量200克
- 促进尿酸排出

抗痛风营养素

名 称	嘌 呤	水 分	膳食纤维	钾
小 米	7.3毫克	11.6克	1.6克	284毫克
抗痛风功效	低嘌呤，预防痛风发作	促进尿酸排出	促进肠道蠕动，改善痛风患者的整体代谢情况	利尿降压

注：每100克食物中所含的营养成分。

降尿酸原理

　　小米属于高钾低钠的主食，而钾元素具有利尿作用，可以促进尿酸的排出，特别适合痛风及高尿酸血症患者食用。

小米（高钾低嘌呤） ➔ 利于尿酸排出 ➔ 降低发生痛风的风险

这样吃更健康

● 淘洗小米时认真淘洗一遍即可，不要多次淘洗或大力搓洗，以免小米外层的营养素流失。

● 小米粥熬稠一些，营养吸收更全面。

小米粥

材料 小米 200 克，清水适量。

做法

❶ 小米淘洗干净。

❷ 锅置火上，加入清水，清水和小米的比例 6∶1 为宜，大火烧开。

❸ 水开后调为中小火，加入小米，盖上锅盖（留一点缝隙）熬煮，25 ~ 30 分钟即成。

健康谏言：

　　熬制浓稠好喝的小米粥，关键在于三点：

　　①小米：选择颗粒饱满金黄的新小米，且小米不可过分淘洗；②水：水和米比例 6∶1，水开后再放小米；③制作：中小火熬煮，锅盖要留小口，粥成后停留 5 ~ 10 分钟，等待出油。

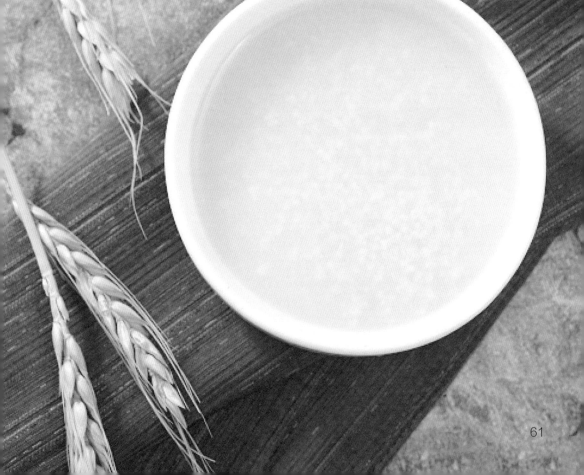

玉米

- 嘌呤含量低
- 热量：112千卡/100克
- 日推荐用量70克
- 排钠利尿，避免尿酸在体内堆积

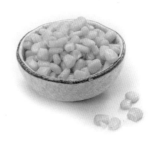

抗痛风营养素

名　称	嘌　呤	水　分	膳食纤维	钾
玉米（鲜）	9.4毫克	71.3克	2.9克	238毫克
抗痛风功效	低嘌呤，预防痛风发作	促进尿酸排出	促进肠道蠕动，改善尿酸代谢	利尿降压

注：每100克食物中所含的营养成分。

降尿酸原理

　　玉米是一种低嘌呤、高钾的食物，非常适合痛风及高尿酸血症患者食用。而且，玉米中含有丰富的膳食纤维，可以促进肠胃蠕动，促进排泄，从而避免尿酸盐在体内的堆积，有利于预防痛风的发作。

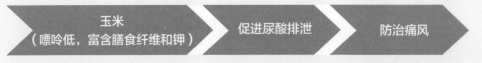

玉米（嘌呤低，富含膳食纤维和钾） ▶ 促进尿酸排泄 ▶ 防治痛风

这样吃更健康

●用蒸、煮的方法制作玉米，可以最大限度地保留玉米的营养成分，而且最好留一层玉米衣，味道更香甜。

●玉米蛋白质中色氨酸含量较少（80毫克/100克），建议配合富含色氨酸的豆类（黄豆除外）搭配食用，营养更全面。

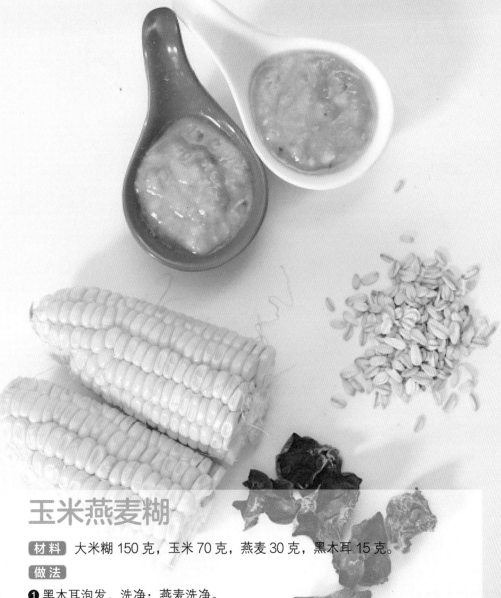

玉米燕麦糊

材料 大米糊 150 克，玉米 70 克，燕麦 30 克，黑木耳 15 克。

做法

❶ 黑木耳泡发，洗净；燕麦洗净。

❷ 将所有材料一起放入豆浆机中，打成糊状。

健康谏言：

　　这些食材都是低嘌呤食物，玉米、燕麦中的膳食纤维，有利于促进人体的整体代谢水平，促进尿酸的排泄；还有活血降脂的功效，能疏通血管，预防动脉硬化和心脑血管疾病的发生。

薏米

- 嘌呤含量低
- 热量：361千卡/100克
- 日推荐用量50克
- 利尿，改善代谢

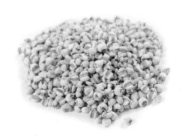

抗痛风营养素

名 称	嘌 呤	水 分	膳食纤维	钾
薏 米	25毫克	11.2克	2克	238毫克
抗痛风功效	低嘌呤，预防痛风发作	促进尿酸排出	促进肠道蠕动，改善痛风患者的整体代谢情况	利尿降压

注：每100克食物中所含的营养成分。

降尿酸原理

　　薏米不仅是低嘌呤、低热量的食物，而且薏米中含有大量的游离和结合酚类，是有效的黄嘌呤氧化酶抑制剂和自由基清除剂,具有预防和缓解高尿酸血症的潜力，特别适合痛风及高尿酸血症者食用。

薏米（含有大量游离和结合酚类） ▶ 抑制黄嘌呤氧化酶 ▶ 预防高尿酸血症

这样吃更健康

●薏米难以煮烂，建议食用前提前浸泡一夜，而且适宜做粥或煲汤，煮烂的薏米利于肠胃消化，有利尿、排尿酸的功效。

●薏米还可以扩张血管，有利于降压，适合痛风并发高血压患者适量食用。

●薏米不好消化，所以痛风患者若是因使用降尿酸药有腹泻反应时应禁用，以免加重腹泻。

●怀孕女性或正值经期的女性避免食用。

黄芪薏米粥

材料 黄芪 10 克，粳米、薏米各 200 克。

做法

❶ 将黄芪洗净，切片；粳米、薏米淘洗干净，薏米浸泡 2 ~ 3 小时。

❷ 将三者一起放入锅内，加入适量水，大火烧沸后转小火煮 40 分钟即可。

健康谏言：

　　薏米中含丰富的膳食纤维，不仅具有利尿功效，其植物成分还可以消肿，通利关节，有效缓解关节活动受限的症状。所以，无论是痛风急性发作期还是间歇期或慢性期的患者，薏米都是非常合适的食物。

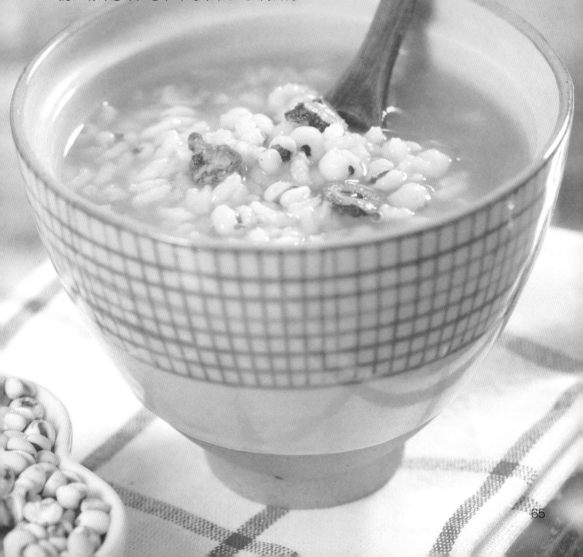

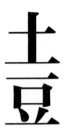

- 嘌呤含量低
- 热量：77千卡/100克
- 高钾、营养丰富
- 日推荐用量100克
- 促进尿酸排出

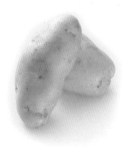

抗痛风营养素

名　称	嘌　呤	水　分	膳食纤维	钾	维生素C
土　豆	3.6毫克	79.8克	0.7克	342毫克	27毫克
抗痛风功效	低嘌呤，预防痛风发作	促进尿酸排出	促进肠道蠕动，改善痛风患者的整体代谢情况	利尿降压	美容养颜，降低尿酸水平

注：每100克食物中所含的营养成分。

降尿酸原理

　　土豆营养价值非常高，可以作主食，也可以作菜肴，属于高钾低钠且嘌呤含量很低的食材，痛风患者是可以吃的，痛风并发肥胖者甚至可以将土豆作为主食代替部分米和面食。

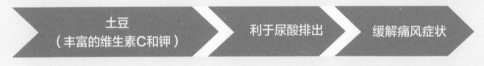

土豆（丰富的维生素C和钾） → 利于尿酸排出 → 缓解痛风症状

这样吃更健康

●适宜蒸、煮的烹饪方式，用来替代或部分替代米、面，可以补充维生素C和钾，防止体内尿酸升高。

●土豆低热量、低脂肪，食之容易产生饱腹感，利于肥胖的痛风患者降脂减肥。

凉拌土豆丝

材料 土豆 300 克，醋适量，盐、蒜末、香油各少许。

做法

❶ 土豆去皮，洗净，切成细丝，过两遍清水洗去淀粉。

❷ 放入沸水中焯水，过凉。

❸ 放入盐、蒜末、香油、醋，拌匀即可。

健康谏言：

　　土豆属于低嘌呤、低热量、高营养的食物，宜主食、宜菜品，痛风患者经常食用，有利于缓解和预防痛风的发作。

红薯

- 嘌呤含量低
- 热量：102千卡/100克
- 日推荐用量150克
- 增强免疫力

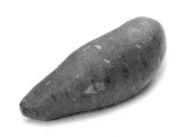

⬇ 抗痛风营养素

名　称	嘌　呤	水　分	膳食纤维	钾	维生素C
红薯（红心）	2.4毫克	73.4克	1.6克	130毫克	26毫克
抗痛风功效	低嘌呤，预防痛风发作	促进尿酸排出	改善痛风患者的整体代谢情况	利尿降压	美容养颜，降低尿酸水平

注：每100克食物中所含的营养成分。

⬇ 降尿酸原理

　　红薯中含有大量的膳食纤维，而且低热量、低嘌呤，可以有效抑制糖类转变为脂肪，特别适合痛风并发肥胖者食用。

红薯（丰富的维生素C和钾） ➡ 利于尿酸排出 ➡ 缓解痛风症状

⬇ 这样吃更健康

● 红薯不宜生食，宜带皮蒸、煮、烤，味道更香甜，红薯皮还可以保护里面的膳食纤维更完整地保留下来。

● 单独吃红薯常有胃灼热或难以下咽的感觉，这是因为红薯在肠胃中会产生气体和大量的胃酸，故建议吃红薯时搭配粥或新鲜蔬菜，减少胃酸分泌，减轻肠胃的不适感。

● 红薯不能完全替代米面作为主食，搭配少量米面等主食才会营养均衡。

桂花红薯烧山药

材料 红薯 300 克，山药 150 克，糖桂花 100 克，白糖适量，植物油少许。

做法

❶ 红薯洗干净外皮，然后用削皮刀去皮。

❷ 山药同样洗净外皮，再用削皮刀去皮（山药的黏液黏黏滑滑的，好多人去皮、洗山药时都觉得手痒，建议削山药皮时带上一次性手套，避免这种情况发生）。

❸ 红薯、山药用流动的清水冲洗一下，然后切滚刀块，大小看家人的喜好。

❹ 锅里加少许油烧热到微微冒烟，开始下红薯块、山药块，用中火煸炒，等它们变色了加水煮熟，加入糖桂花、白糖调味就可以了。

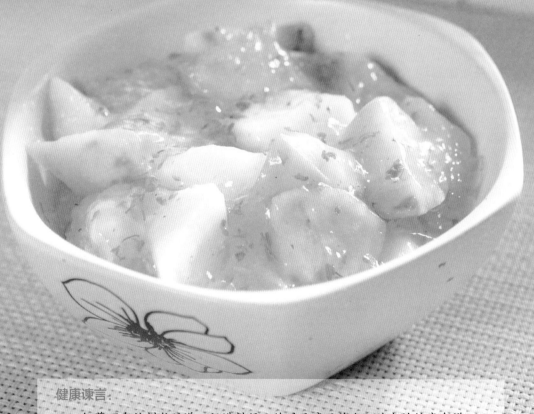

健康谏言：

　　红薯可有效刺激肠道，促进排便，绝对是痛风并发肥胖者的健康食谱。

冬瓜

- 嘌呤含量低
- 热量：12千卡/100克
- 日推荐用量100克
- 减肥降脂

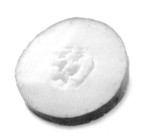

抗痛风营养素

名 称	嘌 呤	水 分	膳食纤维	钾	维生素C
冬 瓜	2.8毫克	96.6克	0.7克	78毫克	18毫克
抗痛风功效	低嘌呤，预防痛风发作	促进尿酸排出	维持肠道健康，改善代谢	利尿降压	美容养颜，降低尿酸水平

注：每100克食物中所含的营养成分。

降尿酸原理

冬瓜是名副其实的低嘌呤食品，嘌呤含量微乎其微，可以降压利尿，而且冬瓜还是维生素 C 的重要来源，维生素 C 能促进尿酸排出，从而缓解痛风性关节炎疼痛。冬瓜本身几乎不含脂肪，热量低，肥胖的痛风患者可以长期食用，减肥的同时也可缓解关节疼痛。

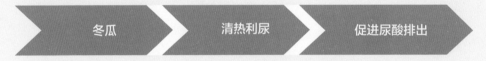

冬瓜 ➤ 清热利尿 ➤ 促进尿酸排出

这样吃更健康

● 冬瓜皮的利水消肿功效非常好，煮汤时连皮一起煮，利尿、排尿酸的效果会更加明显。

● 肥胖的痛风患者可以多吃冬瓜，有利于消除体内多余的脂肪，可预防脂肪的堆积，堪称减肥佳品。

冬瓜素什锦

材料 冬瓜200克，草菇、鲜豌豆各50克，胡萝卜30克，姜丝、盐、花椒油、植物油、油豆腐块各适量。

做法

❶ 冬瓜、胡萝卜分别去皮、切丁；草菇去根，一破二；豌豆洗净。

❷ 锅内倒入开水，依次放入胡萝卜丁、鲜豌豆、冬瓜丁、草菇，重新开锅后捞出，沥干水分，待用。

❸ 油锅烧热，炒香姜丝后，倒入所有食材，翻炒出香味，加入盐、花椒油调味，装盘后装饰一下即可。

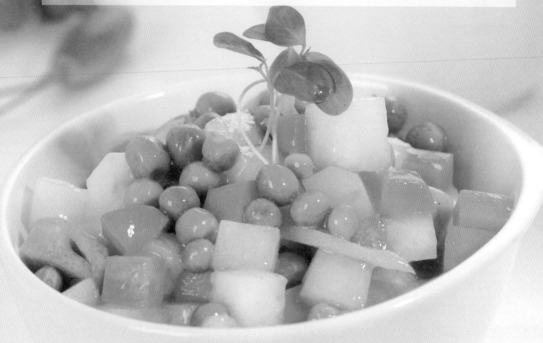

健康谏言：

　　冬瓜含有多种挥发性成分、胆固醇衍生物、膳食纤维、维生素C、钾等各种营养成分，对痛风的缓解更有益。

黄瓜

- 嘌呤含量低
- 高水分、低热量
- 热量：16千卡/100克
- 日推荐用量100克
- 减肥瘦身，清除尿酸

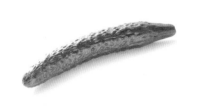

抗痛风营养素

名 称	嘌 呤	水 分	膳食纤维	钾	维生素C
黄 瓜	3.3毫克	95.8克	0.5克	24毫克	9毫克
抗痛风功效	低嘌呤，预防痛风发作	加速尿酸排出	促进肠道蠕动	利尿降压	提高免疫力，降低尿酸水平

注：每100克食物中所含的营养成分。

降尿酸原理

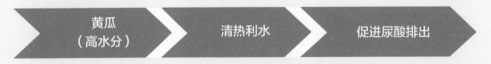

黄瓜（高水分）　　清热利水　　促进尿酸排出

这样吃更健康

●生黄瓜中含有丰富的维生素C、钾、水分等，利尿功效好，痛风患者可以多生吃一些黄瓜，比如凉拌黄瓜。

●黄瓜搭配黑木耳，排毒效果更好。黄瓜中的丙醇二酸能抑制体内糖分转化为脂肪，黑木耳中的植物胶质具有较强的吸附力，可以将残留在体内的某些杂质集中吸附，再排出体外，两个混吃可以达到营养互补、促进排泄的双重功效。

凉拌五彩鸡丝

材料 熟鸡胸肉 150 克，胡萝卜、金针菇、黄瓜各 100 克，红椒丝 50 克，盐、胡椒粉、白糖、香油各适量。

做法

❶ 将熟鸡胸肉撕成丝，胡萝卜、黄瓜分别洗净后切成丝，金针菇与红椒丝一起焯熟。

❷ 将所有原料放入碗中，加盐、胡椒粉、白糖搅拌入味，淋上香油即可。

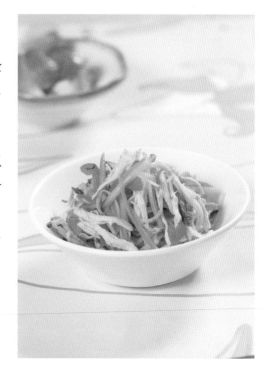

木耳黄瓜炒鸡蛋

材料 黄瓜 2 根，黑木耳 50 克，鸡蛋 2 个，大蒜 2 瓣，植物油、盐、酱油、香醋各适量。

做法

❶ 鸡蛋在碗内打散；黄瓜洗净，切成条；黑木耳用水泡发好后洗净，撕成小朵；大蒜切成碎末。

❷ 油锅烧热，滑入蛋液炒成小块鸡蛋，盛出备用。

❸ 油锅再次烧热，放入蒜末爆香，放入黄瓜条、黑木耳，炒熟后加入鸡蛋块，快速翻炒几下，再依次加入盐、酱油、香醋，拌匀即可。

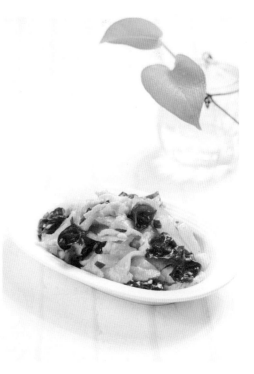

苦瓜

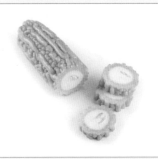

- 嘌呤含量低
- 植物胰岛素
- 日推荐用量50克
- 降糖减肥，促进尿酸排出

抗痛风营养素

名　称	嘌　呤	水　分	膳食纤维	钾	维生素C
苦　瓜	11.3毫克	93.4克	1.4克	256毫克	56毫克
抗痛风功效	低嘌呤，预防痛风发作	促进尿酸排出	促进肠道蠕动，减轻胰岛素抵抗	降糖、降脂、降压	美容养颜，降低尿酸水平

注：每100克食物中所含的营养成分。

降尿酸原理

　　苦瓜中含有苦味素，是脂肪的克星，具有良好的减肥功效。苦瓜中的新鲜汁液具有降血糖的功效，故有"植物胰岛素"的赞誉。而且苦瓜属于高钾、高维生素C的食物，可以促进尿酸的排出，特别适宜痛风并发糖尿病患者食用。

苦瓜（高钾、高维生素C + "植物胰岛素"） ➤ 降糖、降脂 ➤ 适宜痛风并发糖尿病患者

这样吃更健康

● 苦瓜含有草酸，会影响钙的吸收，烹饪前最好用开水氽烫一下。

● 为了保证苦瓜的营养功效且不影响口感，建议苦瓜的烹饪方式还是选择快炒或凉拌，而且凉拌时用葱而不应用蒜调味，葱的辛辣味可以中和苦瓜的苦味且有激发营养素的功效。

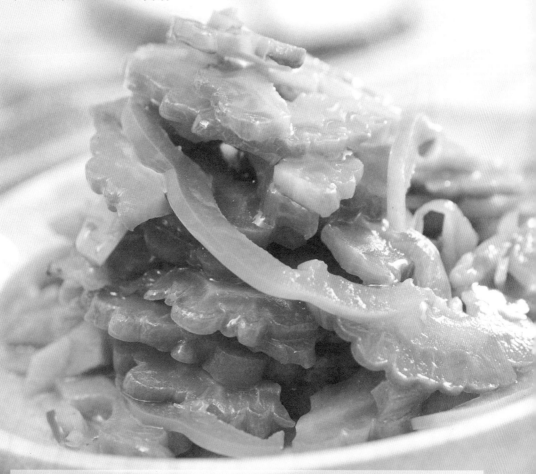

清炒苦瓜

材料 苦瓜300克，青椒1个，榨菜20克，植物油、盐各少许。

做法

❶ 将苦瓜洗净，切开去籽，切片，放入清水中浸泡30分钟，捞出沥干；青椒去籽，切丝；榨菜洗净，切小块。

❷ 油锅烧热，放入苦瓜片，翻炒至变色后，放入青椒丝、榨菜块翻炒片刻，加盐炒匀即可。

健康贴士：

　　苦瓜中含有类似胰岛素的物质，有明显的降糖作用，有"植物胰岛素"的美誉。

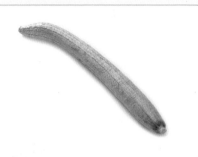

丝瓜

- 嘌呤含量低
- 高钾、低钠
- 日推荐用量100克
- 利尿，减少尿酸盐沉积

抗痛风营养素

名 称	嘌 呤	水 分	膳食纤维	钾	维生素C
丝 瓜	11.4毫克	94.3克	0.6克	115毫克	5毫克
抗痛风功效	低嘌呤，预防痛风发作	促进尿酸排出	促进肠道蠕动，改善痛风患者的整体代谢情况	利尿降压	美容养颜，降低尿酸水平

注：每100克食物中所含的营养成分。

降尿酸原理

　　丝瓜富含钙、钾等矿物质，是低热量、低脂肪、低嘌呤的食物，有利尿作用，能增加尿量，促进尿酸的排出，使痛风症状稍稍减轻，痛风患者在急性期和缓和期都可食用。

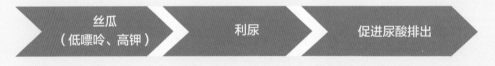

丝瓜（低嘌呤、高钾）　　利尿　　促进尿酸排出

这样吃更健康

●丝瓜不要生吃，炒制、熬汤均可。

●丝瓜如果有苦味是变质的表现，那是因为生物碱、糖苷的大量堆积所导致的苦味，对人体有害，故发苦的丝瓜不能吃。

清炒丝瓜

材料 丝瓜2根，大蒜2瓣，蚝油、植物油各适量，盐少许。

做法

❶ 丝瓜去皮，洗净，切成滚刀块，盛在盘中加入盐拌匀，稍腌制5分钟；大蒜拍碎去皮，切成蒜末。

❷ 油锅烧热，放入蒜末爆香，然后放入丝瓜块，中火炒至丝瓜变软。

❸ 加入蚝油和盐调味，快速翻炒几下即成。

健康谏言：

　　丝瓜切好，放少许盐腌制，可以使口感更脆嫩。

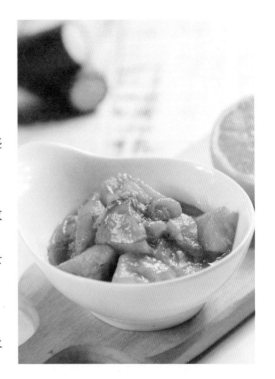

蒸丝瓜

材料 丝瓜350克，水发粉丝150克，红椒10克，蒜末、姜末各适量，盐、料酒、植物油各少许。

做法

❶ 将丝瓜洗净，去皮后切成段；红椒洗净，切碎。

❷ 热油锅，倒入姜末、蒜末、红椒爆炒，倒入料酒，倒入适量清水，加入盐炒一下，做成酱汁。

❸ 将酱汁直接倒在丝瓜段上，入蒸锅，放入粉丝，盖上盖，中火蒸约10分钟即可。

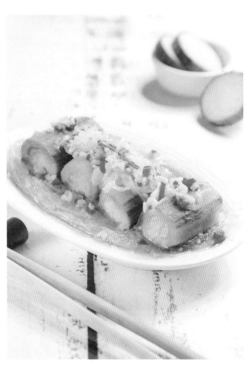

南瓜

- 嘌呤含量低
- 高钾、低钠
- 日推荐用量100克
- 促进尿酸排出

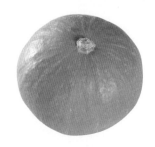

抗痛风营养素

名　称	嘌　呤	水　分	膳食纤维	钾	维生素C
南　瓜	2.8毫克	93.5克	0.8克	145毫克	8毫克
抗痛风功效	低嘌呤，预防痛风发作	促进尿酸排出	促进肠道蠕动，改善痛风患者的整体代谢情况	利尿降压	美容养颜，降低尿酸水平

注：每100克食物中所含的营养成分。

降尿酸原理

　　南瓜的嘌呤含量和热量都很低，可以减少尿酸在体内的生成量。而且南瓜属于高钾、低钠的食物，利尿且有利于避免肥胖，适合痛风患者食用。

南瓜（高钾、低嘌呤） ▶ 利尿消肿、避免肥胖 ▶ 促进尿酸排出

这样吃更健康

●南瓜热量和嘌呤含量都非常低，痛风患者可以用南瓜来代替米、馒头等主食，既有饱腹感，又营养健康。

●南瓜中含有的果胶和微量元素对糖尿病的防治具有很好的作用，非常适合痛风并发糖尿病患者食用。

奶油南瓜羹

[材料] 南瓜、鲜牛奶各 200 克，淡奶油 100 克，洋葱碎 20 克，面粉 30 克，橄榄油、盐、黑胡椒碎各少许，烤面包丁适量。

[做法]

❶ 南瓜洗净，切片，蒸熟（不去皮），备用。

❷ 热锅，橄榄油及面粉炒香，感觉略微黏稠后，加入鲜牛奶 50 克，等开锅后，慢慢加入淡奶油（一边倒入淡奶油一边搅拌），熬一会儿使其越来越黏稠，出锅待用。

❸ 另起热锅，倒入剩余的橄榄油，加入洋葱碎爆香，然后加入蒸好的南瓜蓉，炒至香味溢出时，再加入剩余鲜牛奶煮至滚沸，将之前炒的奶油汁慢慢倒入锅中搅拌均匀，最后以盐、黑胡椒碎调味。

❹ 出锅后，汤里放入烤好的面包丁，稍作装饰即可。

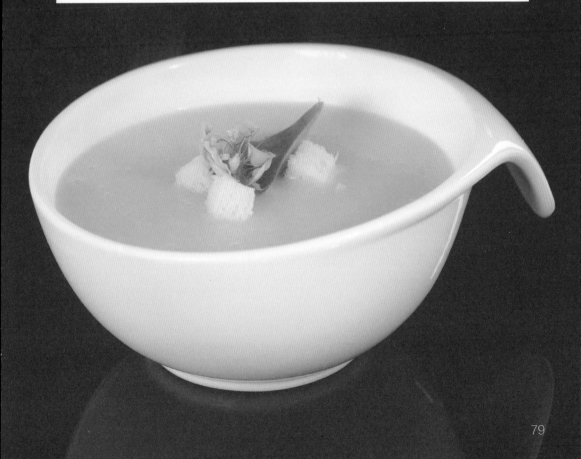

西红柿

- 嘌呤含量低
- 高钾、高水分
- 日推荐用量100克
- 碱化尿液，溶解尿酸

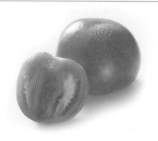

⬇ 抗痛风营养素

名 称	嘌 呤	水 分	膳食纤维	钾	维生素C
西红柿	4.2毫克	94.4克	0.5克	163毫克	19毫克
抗痛风功效	低嘌呤，预防痛风发作	促进尿酸排出	促进肠道蠕动，改善痛风患者的整体代谢情况	利尿降压	美容养颜，降低尿酸水平

注：每100克食物中所含的营养成分。

⬇ 降尿酸原理

　　西红柿，又名番茄，含有丰富的钾元素、碱性物质和水分，可以碱化尿液，溶解尿酸盐，对痛风具有辅助治疗作用。而且西红柿生吃或熟吃味道都非常鲜美，痛风患者可以长期食用。

西红柿（高钾、高水分、高碱性物质） ➔ 碱化尿液，溶解尿酸盐 ➔ 辅助治疗痛风

⬇ 这样吃更健康

● 西红柿中富含维生素C，有助于防止体内尿酸升高。但维生素C不耐热，故如果痛风患者食用或者想提高维生素C的利用率，用于美容养颜或提高机体免疫力，建议生吃。

● 选择西红柿尽量选择色泽红润的西红柿，因为红色西红柿中不仅含有番茄红素，还含有胡萝卜素；橙色西红柿的番茄红素含量较少，但胡萝卜素含量高；浅黄色西红柿含有少量的胡萝卜素，几乎不含番茄红素。

西红柿疙瘩汤

材料 西红柿1个，鸡蛋1个（打散），面粉适量，葱丝、盐、香油、植物油各少许。

做法

❶ 西红柿洗好，放入开水中烫一遍，烫到出皱起皮，将西红柿捞出，放凉去皮，切成小块。

❷ 油锅烧热，烹香葱丝，然后倒入清水烧开，烧水过程中可以拌疙瘩，即在盆中盛好所需面粉，水龙头打开呈细细的滴水状，一边往盆中滴水一边用筷子快速搅拌，搅拌成小疙瘩。

❸ 水开后，依次加入西红柿块和小疙瘩，一边倒面疙瘩一边搅拌，防止疙瘩粘成大块儿。

❹ 中火煮3～5分钟，均匀地浇上蛋液，撒入少许盐，淋上香油即成。

健康谏言：

　　拌疙瘩时水流一定要小，面疙瘩倒入锅内后要不时地搅拌几下，以免糊锅。

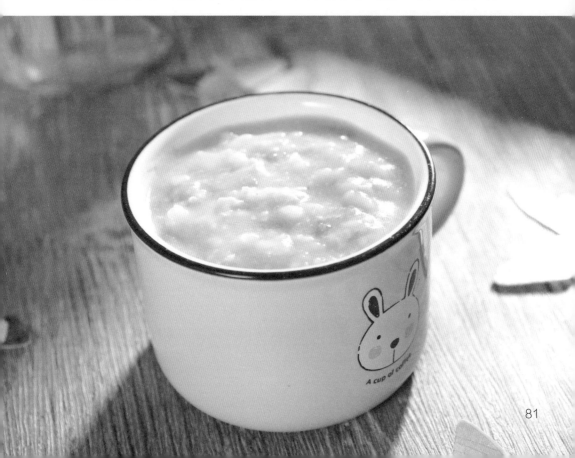

芹菜

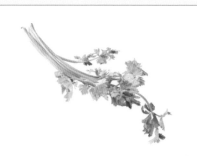

- 嘌呤含量低
- 高钾、低钠
- 日推荐用量100克
- 急性痛风发作期之佳品

抗痛风营养素

名　称	嘌　呤	水　分	膳食纤维	钾	维生素C
芹　菜	12.4毫克	94.2克	1.4克	154毫克	12毫克
抗痛风功效	低嘌呤，预防痛风发作	促进尿酸排出	改善代谢综合征	利尿降压	美容养颜，降低尿酸水平

注：每100克食物中所含的营养成分。

降尿酸原理

　　芹菜属于低嘌呤、高钾、高水分、高维生素的蔬菜，可以促进体内废物的排出。尤其是芹菜籽提取物具有很好的抗炎镇痛和降低血清尿酸的作用。所以，非常适合痛风患者食用。

芹菜（高钾、高维生素C、高水分） ▷ 清热利尿促排泄 ▷ 促进尿酸排出

这样吃更健康

- 建议痛风患者，可以将芹菜汆熟后凉拌吃。
- 芹菜洗净榨汁，可以最大限度地保留芹菜中的多种维生素，而且具有很好的降压功效。

芹菜山药

材料 芹菜 150 克，山药 100 克，红椒、葱段、植物油各适量，盐、香醋、蚝油各少许。

做法

❶ 山药洗净去皮，切成长条；芹菜洗净，也切成等同于山药条那样的寸段；红椒洗净去籽后也切成条。

❷ 锅内烧水，将山药条和芹菜条分别入沸水中汆烫一下，过凉备用。

❸ 油锅烧热，放入葱段爆香，加入芹菜翻炒片刻，再加入山药条翻炒均匀，加入红椒条继续翻炒至熟。

❹ 加入盐、蚝油、香醋调味即可。

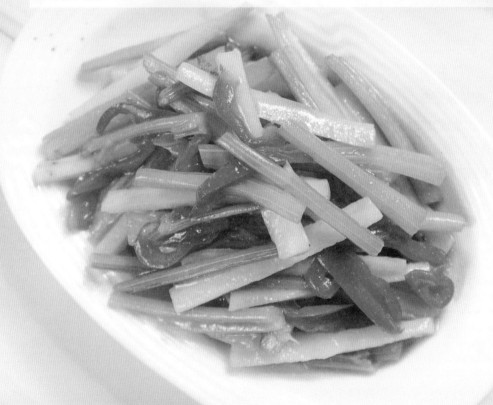

健康谏言：

　　给山药去皮前可以在火上先把上面的须去掉，这样削皮快且山药不容易发黑。切山药时戴上手套，避免过敏。

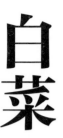

白菜

- 嘌呤含量低
- 富含维生素C
- 日推荐用量100克
- 促进尿酸排出

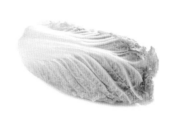

抗痛风营养素

名　称	嘌　呤	水　分	膳食纤维	钾	维生素C
白菜（大白菜）	12.6毫克	93.6克	0.6克	130毫克	47毫克
抗痛风功效	低嘌呤，预防痛风发作	促进尿酸排出	改善代谢综合征	利尿降压	美容养颜，降低尿酸水平

注：每100克食物中所含的营养成分。

降尿酸原理

　　白菜，又名大白菜，是北方最常见的蔬菜，富含多种维生素和矿物质，高钾、低钠，水分充足，可以碱化尿液，促进沉积在体内的尿酸盐得以溶解，预防尿酸结石的形成。

白菜（高钾、高维生素C、高水分） ➤ 清热利尿，促排泄 ➤ 促进尿酸排出

这样吃更健康

●切白菜时要顺其纹理去切，这样白菜才能熟得快且减少维生素的流失。

●白菜炖豆腐是很好的搭配，味道鲜美且营养丰富。白菜富含维生素C，豆腐含蛋白质丰富，维生素C可以促进蛋白质的吸收。只是豆腐属于中嘌呤食物，痛风患者不要频繁食用。

醋熘白菜

材料 白菜 200 克，葱花适量，盐、香醋、花椒、植物油各少许。

做法

❶ 白菜洗净，切成片。

❷ 油锅烧热，放入花椒，炸至花椒表面开始变黑，放入葱花爆香，然后放入白菜，大火快速翻炒，并及时倒入香醋，大约炒 1 分钟，再放入盐调味即成。

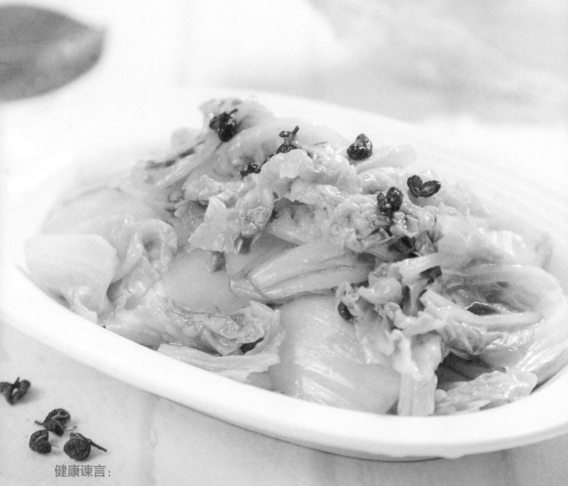

健康谏言：

　　烹饪白菜时加入醋，有利于人体吸收白菜中的钙、铁、磷等元素。

白萝卜

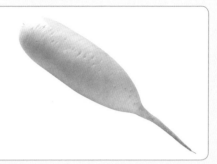

- 嘌呤含量低
- 高钾、高水分
- 日推荐用量100克
- 降压、排毒、利排泄

▼ 抗痛风营养素

名　称	嘌　呤	水　分	膳食纤维	钾	维生素C
白萝卜	7.5毫克	93.4克	1.0克	173毫克	21毫克
抗痛风功效	低嘌呤，预防痛风发作	促进尿酸排出	改善代谢综合征	利尿降压	美容养颜，降低尿酸水平

注：每100克食物中所含的营养成分。

▼ 降尿酸原理

"冬吃萝卜夏吃姜，不要医生开药方"。白萝卜在民间素有"小人参"的美誉，它确实有很好的营养成分，帮助我们对抗发热、头痛、痢疾等一些小症状，而且可以助消化、利排泄，有利于尿酸的排出，辅助缓解痛风的症状。

白萝卜（富含钾、维生素C和充足水分）➤ 减毒利水 促进尿酸排出 ➤ 辅助缓解痛风症状

▼ 这样吃更健康

- 白萝卜皮中含有大量的钙，烹饪白萝卜时洗净即可，不必削皮。
- 白萝卜在民间有"小人参"的美誉，营养十分丰富，可以促进身体的新陈代谢。

白萝卜瘦肉汤

材料 白萝卜1根，瘦肉150克，生姜3~5片，蚝油、胡椒粉和盐各少许。

做法

❶ 白萝卜洗净，切厚块状；瘦肉洗净，切块。

❷ 锅内放入适量水，放入瘦肉块，水滚开肉变白后，弃汤不用。

❸ 锅里重新注入足够的水，用大火煮开，放入瘦肉块和生姜片，然后改为中火，继续煮10分钟。待瘦肉煮至筷子可插入时捞起，放入白萝卜块，加入适量蚝油，再继续煮15分钟左右，煮至肉烂萝卜软即成。

❹ 关火，加胡椒粉和盐调味即可。

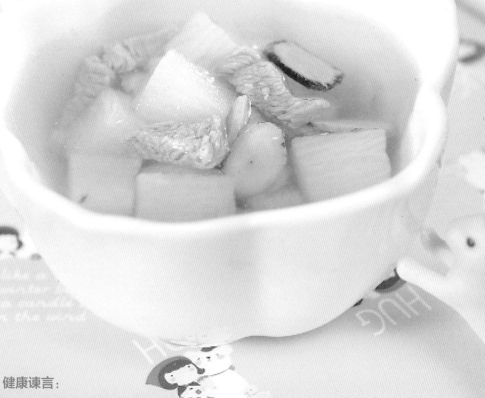

健康谏言：

　　①在痛风间隙期或慢性期，可以适量食用瘦肉，而且汆烫的瘦肉，嘌呤含量会降低50%左右；②关火后再放入盐调味，一是为了提鲜和限盐，二是防止白萝卜变黑且有苦味。

胡萝卜

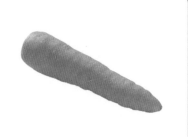

- 嘌呤含量低
- 高钾、低钠
- 日推荐用量50克
- 预防痛风并发心脑血管疾病

抗痛风营养素

名　称	嘌　呤	水　分	膳食纤维	钾	维生素C
胡萝卜	8.9毫克	87.4克	1.3克	193毫克	16毫克
抗痛风功效	低嘌呤，预防痛风发作	促进尿酸排出	促进肠道蠕动，改善痛风患者的整体代谢情况	利尿降压	美容养颜，降低尿酸水平

注：每100克食物中所含的营养成分。

降尿酸原理

　　胡萝卜中富含钾元素，可以调节细胞中的渗透压和体液的酸碱平衡，这对痛风患者血尿酸值的调节是有利的，可以缓解急性痛风发作期的炎症，辅助纠正嘌呤代谢紊乱，调节尿酸水平。

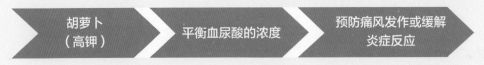

胡萝卜（高钾）　→　平衡血尿酸的浓度　→　预防痛风发作或缓解炎症反应

这样吃更健康

●胡萝卜所含的胡萝卜素和维生素A是脂溶性物质，故胡萝卜最好用油炒或与肉类炖煮后食用，因为适当的油脂有利于胡萝卜素和维生素A的吸收，比生吃的营养价值更高。

●胡萝卜素主要存在于胡萝卜皮下，所以烹饪胡萝卜时只需要清洗干净即可，无须削皮处理。

凉拌五彩素丝

材料 胡萝卜、土豆、洋葱、黄瓜、青椒各1个，香醋、香油、盐、白芝麻、蒜蓉各适量。

做法

❶ 将胡萝卜、土豆、洋葱、黄瓜、青椒洗净，去皮切丝，氽熟过冷水。

❷ 将胡萝卜丝、土豆丝、青椒丝、黄瓜丝、洋葱丝放入碟中，加蒜蓉、盐、香醋拌匀略腌。

❸ 淋上香油，撒上白芝麻即可。

健康谏言：

　　胡萝卜、土豆、洋葱、黄瓜、青椒都是低嘌呤食物，有降低体内尿酸水平的功效，急性发作期服用，可以有效缓解痛风疼痛和关节炎。

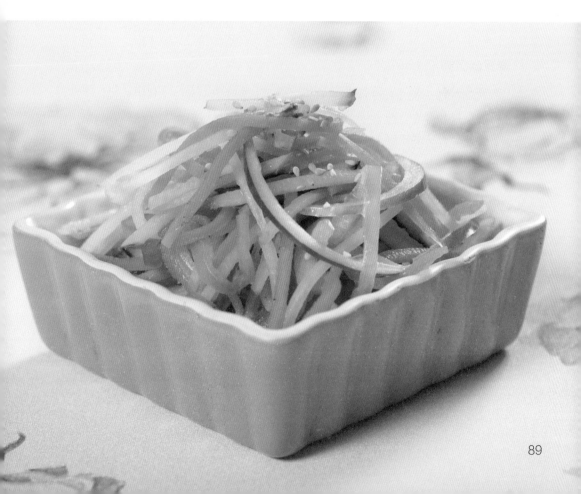

莲藕

- 嘌呤含量低
- 高钾，高维生素C
- 日推荐用量100克
- 促进尿酸快速排出

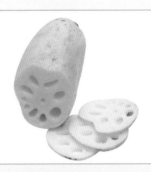

抗痛风营养素

名　称	嘌　呤	水　分	膳食纤维	钾	维生素C
莲藕	0~25毫克	80.5克	1.2克	243毫克	44毫克
抗痛风功效	低嘌呤，预防痛风发作	促进尿酸排出	促进肠道蠕动，改善痛风患者的整体代谢情况	利尿降压	美容养颜，降低尿酸水平

注：每100克食物中所含的营养成分。

降尿酸原理

　　莲藕，又称"藕"，富含维生素C、膳食纤维及钾元素，可利尿通便，帮助排出体内的废物和毒素，对促进钠和尿酸的排出以及预防痛风并发糖尿病、高血压、高脂血症等具有一定作用。

莲藕（富含钾、膳食纤维、高维生素C） ▶ 促进新陈代谢 ▶ 促进尿酸快速排出

这样吃更健康

●莲藕配排骨、羊肉等炖汤，味道鲜美，营养丰富，但痛风患者尽量只吃莲藕和少许肉，少喝汤，因为肉汤的嘌呤含量较高。

●莲藕可生食，有利尿功效，比如鲜莲藕榨汁喝。莲藕也可熟食，七孔藕口感比较软糯，水分少，适合炖汤；九孔藕水分含量高，脆嫩汁多，凉拌或清炒最为适宜。

莲藕蜜汁

材料 莲藕1根，糯米、冰糖各适量。

做法

❶ 将糯米洗净，用温水浸泡1小时，沥干水分备用。

❷ 莲藕洗净，去皮，从藕节处切掉一半，把糯米填进藕孔里，装满糯米，再盖上藕节，用牙签固定好。

❸ 将装好糯米的藕片放进大锅内，加入适量清水，放入冰糖，大火烧开后改用小火焖煮至莲藕熟烂即可。

健康谏言：

建议用七孔藕，口感更软糯可口。

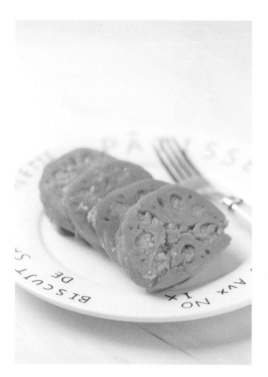

荷叶莲藕豆芽

材料 新鲜荷叶200克（干品则减半），水发莲子50克，莲藕、绿豆芽各100克，植物油、盐各适量。

做法

❶ 莲藕洗净后去皮，切成丝；绿豆芽洗净。

❷ 莲子与荷叶加水煎汤。

❸ 油锅烧热，倒入藕丝，炒至七成熟，加入莲子、绿豆芽，倒入荷叶莲子汤，加盐调味，用中火煮至全部材料熟烂收汁即可。

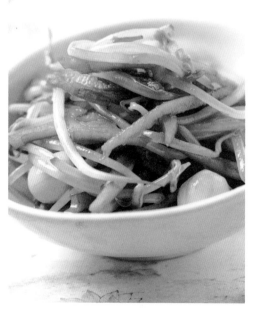

菜花

- 嘌呤含量低
- 高钾、高维生素C
- 日推荐用量200克
- 减少尿酸沉积

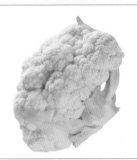

抗痛风营养素

名　称	嘌　呤	水　分	膳食纤维	钾	维生素C
菜花（花椰菜）	24.9毫克	92.4克	1.2克	200毫克	61毫克
抗痛风功效	低嘌呤，预防痛风发作	促进尿酸排出	促进肠道蠕动，改善痛风患者的整体代谢情况	利尿降压	美容养颜，降低尿酸水平

注：每100克食物中所含的营养成分。

降尿酸原理

　　菜花，又名花菜、花椰菜，富含膳食纤维、维生素C、矿物质等营养素，其钙含量堪与牛奶媲美，并含有一种抗氧化剂，具有非常高的食用价值和保健功能。常食菜花，对降低痛风患者体内的尿酸水平有益。

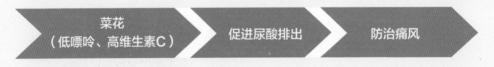

菜花（低嘌呤、高维生素C） ▶ 促进尿酸排出 ▶ 防治痛风

这样吃更健康

●菜花中的维生素含量丰富，烹饪时要快炒快出，不要炒过头，避免维生素C损失严重。

●菜花也可以焯水后与胡萝卜凉拌，既营养又美味，痛风患者可常食。

西红柿菜花

材料 菜花 200 克，西红柿 100 克，葱花、植物油、盐各少许。

做法

❶ 菜花洗净，掰成或切成小朵；西红柿洗净，去蒂后切块。

❷ 锅内盛适量清水，烧沸后放入菜花汆烫 1～2 分钟，捞出控水。

❸ 油锅烧热，放入葱花爆香，然后倒入西红柿，煸炒几下放入菜花，炒熟后放入盐调味即成。

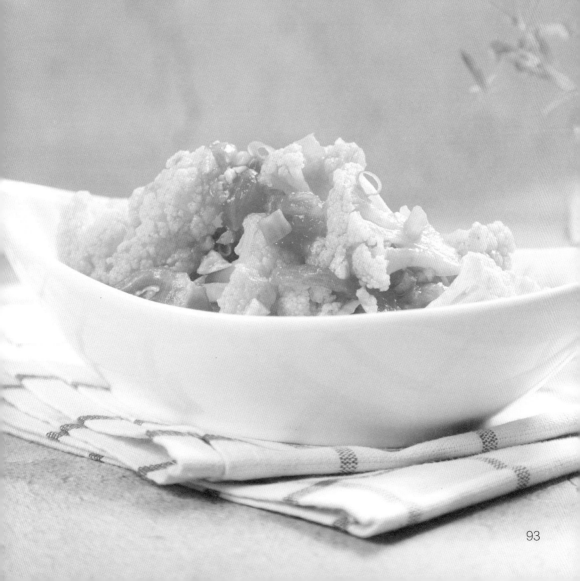

卷心菜

- 嘌呤含量低
- 高钾、低钠
- 日推荐用量70克
- 利于尿酸盐溶解

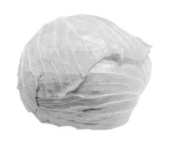

抗痛风营养素

名　称	嘌　呤	水　分	钾	维生素C
卷心菜	12.4毫克	93.2克	124毫克	40毫克
抗痛风功效	低嘌呤，预防痛风发作	促进尿酸排出	利尿降压	美容养颜，降低尿酸水平

注：每100克食物中所含的营养成分。

降尿酸原理

　　卷心菜，又名甘蓝、包菜，含有优质蛋白、膳食纤维、矿物质、维生素C等多重营养成分，嘌呤含量低，具有利尿的作用，适合痛风患者经常食用。

圆白菜（高钾、高水分、高维生素C）　→　清热利尿　→　有助于尿酸盐溶解

这样吃更健康

●卷心菜的最佳做法是凉拌、榨汁，这样能更充分地摄入其中的维生素和膳食纤维，防止体内尿酸升高。

●痛风并发动脉硬化或肥胖者特别适合食用卷心菜，营养丰富，有利于降低血脂和血压，不容易吃胖。

卷心菜沙拉

`材料` 卷心菜 70 克，苹果 1 个，紫甘蓝 30 克，沙拉酱适量，柠檬汁少许。

`做法`

❶ 苹果洗净，去皮，切成小丁；紫甘蓝、卷心菜洗净，切成丝。

❷ 把苹果丁、紫甘蓝丝、卷心菜丝一起放入碗里，加入沙拉酱，滴入柠檬汁，拌匀就可以了。

健康谏言：

生吃卷心菜可以最大限度地保留它的各种营养，有利于尿酸的排出。

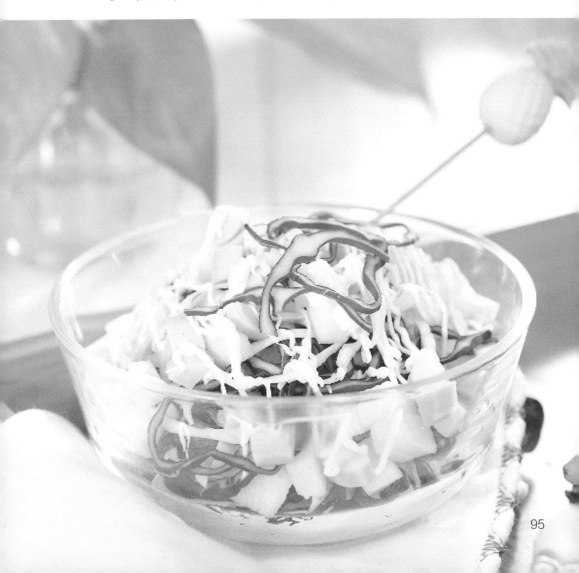

百合

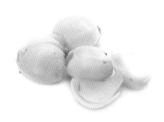

- 高钾
- 日推荐用量30~50克
- 利尿、降压，缓解关节疼痛

抗痛风营养素

名　称	嘌　呤	水　分	膳食纤维	钾	维生素C
百合（鲜）	0毫克	56.7克	1.7克	510毫克	18毫克
抗痛风功效	预防痛风发作	促进尿酸排出	促进肠道蠕动，改善痛风患者的整体代谢情况	利尿、降压	美容养颜，降低尿酸水平

注：每100克食物中所含的营养成分。

降尿酸原理

百合中含有治疗痛风的特效成分——秋水仙碱，可抑制白细胞的趋化作用，改善痛风性关节炎的症状。百合同时也是高钾食物，具有很好的利尿作用，可以促进尿酸的排出。

百合（含有维生素C、钾元素） ➤ 促进尿酸排出 ➤ 预防痛风发作

这样吃更健康

●百合可以炒食、煮粥、熬汤或制作成甜品，具有清热、消肿的功效，可缓解痛风急性发作期的诸多症状。

●百合中的秋水仙碱含量适中，因此用日常食用百合的方法来防治痛风是十分安全的，但需要长期服用才能发挥其治疗功效。

三色炒百合

【材料】 洗好的百合片、紫薯各50克，荷兰豆100克，红椒5克，橄榄油、盐各适量。

【做法】

❶ 紫薯洗净，去皮，切成菱形片；荷兰豆洗净，切成斜片；红椒洗净，切成菱形段备用。

❷ 锅内放入橄榄油，依次加入紫薯片、辣椒片，炒香后加入荷兰豆、盐，再放入洗好的百合片，翻炒一下即可。

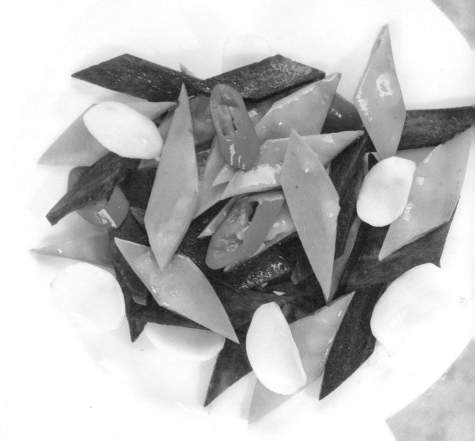

黑木耳

- 嘌呤含量低
- 高钾菌之王
- 日推荐用量60克（水发）

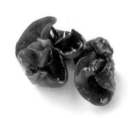

抗痛风营养素

名　称	嘌　呤	水　分	膳食纤维	钾
黑木耳（干）	166毫克	15.5克	29.9克	757毫克
抗痛风功效	泡发后每100克只含16毫克嘌呤	促进尿酸排出	促进肠道蠕动，改善痛风患者的整体代谢情况	利尿降压

注：每100克食物中所含的营养成分。

降尿酸原理

　　黑木耳，简称"木耳"，营养特别丰富，有"素食之王"的美称。黑木耳中含有丰富的钾元素和膳食纤维，可以促进体内尿酸的排出，缓解痛风症状。黑木耳还具有降血脂、防血栓形成的功效。

黑木耳（高钾、高膳食纤维）　➡　促进尿酸排出　➡　缓解痛风症状

这样吃更健康

●想保留黑木耳的全面营养，最佳烹饪方式就是凉拌。建议用温水泡发黑木耳，且泡发时间不宜超过2小时，以免黑木耳中的营养素溶于水而损失。

●黑木耳泡发后还要彻底清洗数遍，而且泡发后仍然紧缩在一起的部位应丢弃，不要食用。

凉拌木耳

材料　黑木耳 200 克，凉拌醋、酱油、生姜、洋葱各适量，植物油、盐、花椒油、白糖、香菜段各少许。

做法

❶ 洋葱洗净后切圈，生姜切细丝，黑木耳泡发后撕成小朵。

❷ 锅内烧开水，下入黑木耳，快速焯水后捞出，盛到干净盘子里，倒入适量酱油、凉拌醋，搅拌均匀。

❸ 锅里倒入少许植物油，油热后放入姜丝爆香，然后加入白糖和盐，继续炒匀，做成料汁。

❹ 将料汁倒在黑木耳上，最后倒入花椒油和洋葱圈拌匀，撒上香菜段即可。

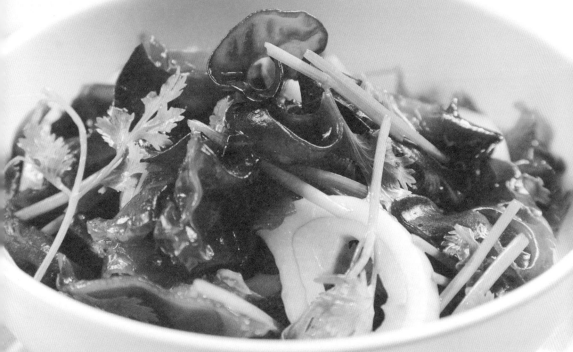

健康谏言：

　　黑木耳最好用凉水或温水浸泡，口感会更脆。泡黑木耳的水温不要太高，否则黑木耳的口感会发黏。

柠檬

- 嘌呤含量低
- 高钾、低钠
- 日推荐用量1～2片
- 美容养颜、排尿酸

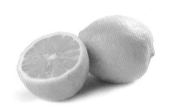

抗痛风营养素

名　称	嘌　呤	水　分	膳食纤维	钾	维生素C
柠檬	3.4毫克	91克	1.3克	209毫克	22毫克
抗痛风功效	低嘌呤，预防痛风发作	促进尿酸排出	促进肠道蠕动，改善痛风患者的整体代谢情况	利尿降压	美容养颜，降低尿酸水平

注：每100克食物中所含的营养成分。

降尿酸原理

柠檬富含维生素C，可促进肌肤新陈代谢及抑制色素沉着，故有美白皮肤的说法。柠檬还能有效防止痛风性肾结石的发生并维持骨骼正常功能，特别适合痛风及高尿酸血症者食用。

柠檬（高钾、高维生素C） ➤ 抑制钙盐结晶 ➤ 预防痛风性肾结石

这样吃更健康

●鲜柠檬洗净后，切片后泡水喝，可以使体内的维生素C维持在较高水平，防止体内尿酸水平升高。

●痛风患者还可以用柠檬汁调味，减少盐的摄入量。

柠檬蜂蜜水

材料 鲜柠檬1个，蜂蜜适量。

做法

❶ 新鲜柠檬洗净，切成片。

❷ 柠檬片放入杯子中，加入开水泡一下。

❸ 待开水凉些后，加入蜂蜜调味即可。

健康谏言：

　　鲜柠檬泡水喝，可以充分释放柠檬的营养成分。虽然干柠檬片口感稍好些，但是营养在风干过程中会损失不少。

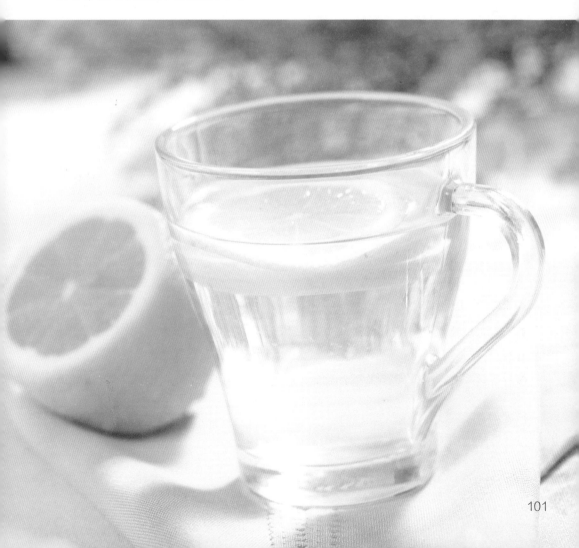

西瓜

- 嘌呤含量低
- 低热量、低钠
- 日推荐用量200克（瓜肉）
- 促进尿酸排出

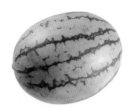

抗痛风营养素

名　称	嘌　呤	水　分	膳食纤维	钾	维生素C
西　瓜	1.1毫克	93.3克	0.3克	87毫克	6毫克
抗痛风功效	低嘌呤，预防痛风发作	促进尿酸排出	促进肠道蠕动，改善痛风患者的整体代谢情况	利尿降压	美容养颜，降低尿酸水平

注：每100克食物中所含的营养成分。

降尿酸原理

　　西瓜中基本不含嘌呤，主要是水分特别足，所含的瓜氨酸更是形成尿液的主要成分；故西瓜有生津止渴、利尿消肿的功效。尤其是痛风急性发作期，西瓜可以有效降低血液中的尿酸水平。

西瓜 ▶ 抑制钙盐结晶 ▶ 预防痛风性肾结石

这样吃更健康

●西瓜切开后生食、榨汁或做成水果沙拉均可，痛风患者可多吃一些，对缓解症状有益。

●西瓜还具有降血压、软化血管的功效，痛风并发高血压患者也可以多吃西瓜。

美味西瓜汁

材料 西瓜半个。

做法

❶ 将西瓜洗净，去皮和籽，切成小块。

❷ 将西瓜块放入料理机中打成汁，倒入杯中即可饮用。

健康谏言：

西瓜汁中也可以加入少量的火龙果、苹果、梨等低嘌呤的水果，使口感更丰富，营养更全面。

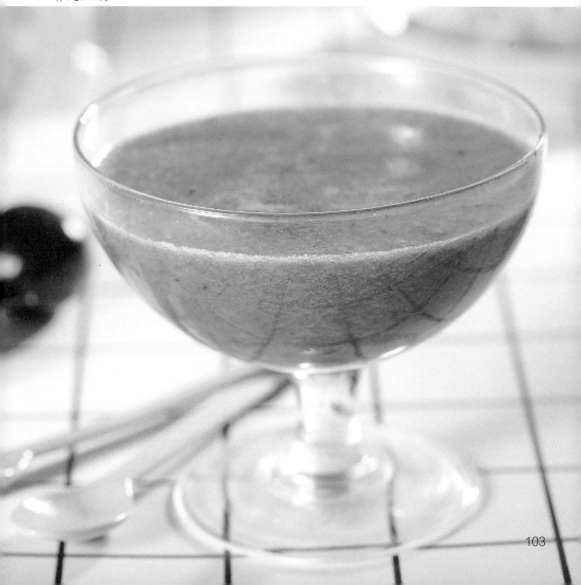

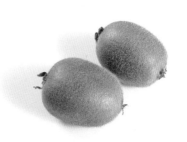

猕猴桃

- 嘌呤含量低
- 高钾、高维生素C
- 日推荐用量150克
- 维生素C之王，降尿酸

抗痛风营养素

名　称	嘌　呤	水　分	膳食纤维	钾	维生素C
猕猴桃	0~25毫克	83.4克	2.6克	144毫克	62毫克
抗痛风功效	低嘌呤，预防痛风发作	促进尿酸排出	促进肠道蠕动，改善痛风患者的整体代谢情况	利尿降压	美容养颜，降低尿酸水平

注：每100克食物中所含的营养成分。

降尿酸原理

　　猕猴桃，也称奇异果，是维生素C含量最高的水果，而且被人体直接吸收利用率高达90%，同时也是高钾水果，可以很好地降低体内的血尿酸水平，促进尿酸的排出。

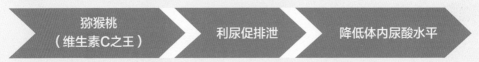

这样吃更健康

●痛风患者每日吃1~2个猕猴桃，可以使体内的维生素C维持在一定浓度，有效调节血尿酸水平，还可通便利尿，缓解便秘，让皮肤更加白皙滋润。

●猕猴桃的营养非常全面，还具有降低胆固醇、保护心脏的作用。痛风患者或痛风并发心血管患者每日喝1杯猕猴桃汁，可以降低发病的风险。

猕猴桃果肉饮

材料 猕猴桃 200 克。

做法

❶ 猕猴桃去皮，切块，捣烂。

❷ 开水 1 杯，凉凉，倒入捣烂的猕猴桃泥中，搅拌均匀即可饮用。

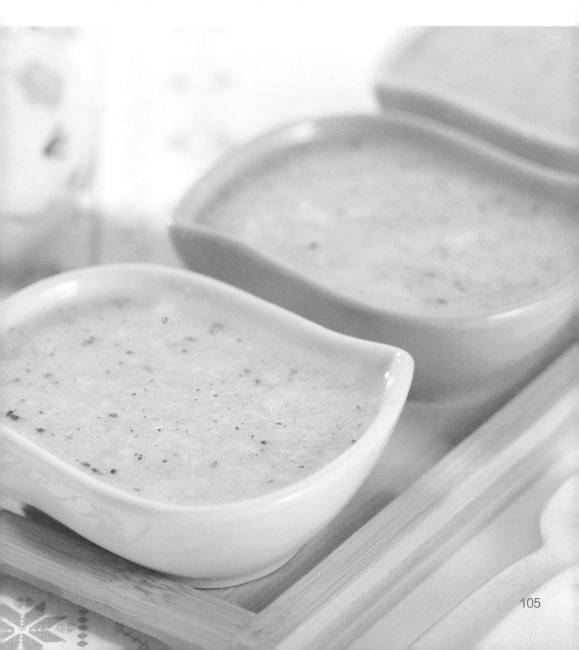

梨

- 嘌呤含量低
- 高钾、高水分
- 日推荐用量100克
- 利尿降压，促排泄

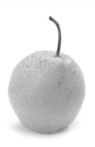

抗痛风营养素

名　称	嘌　呤	水　分	钾	维生素C
梨（雪花梨）	1.1毫克	88.8克	85毫克	4毫克
抗痛风功效	低嘌呤，预防痛风发作	促进尿酸排出	利尿降压	美容养颜

注：每100克食物中所含的营养成分。

降尿酸原理

　　梨富含多种维生素和果胶，被誉为"百果之宗"，以生津止渴、清热化痰著称。其实，梨还富含水分、果胶和钾元素，可以润肠道、促消化，有利于体内废物如尿酸的排出，对预防痛风性关节炎具有很大的帮助，特别适合痛风及高尿酸血症的患者食用。

梨 ➤ 抑制钙盐结晶 ➤ 预防痛风性肾结石

这样吃更健康

●将梨洗净后生吃，或者榨汁喝，既能生津止渴，也能促进尿酸的排出，还能促进维生素的吸收。

●梨还可以煲汤喝，把梨肉也吃下去，不仅可以发挥它的利尿作用，还可以止咳降压、润喉通气。

雪梨盅

【材料】 雪梨1个，百香果2颗，鸡蛋2个，蜂蜜和盐各少许。

【做法】

❶ 鸡蛋去壳，打散。

❷ 雪梨去籽，挖掉多余的梨肉；百香果去壳，加入鸡蛋液、水和多余的梨肉，搅拌均匀后，加入盐拌匀，倒入雪梨中。

❸ 将灌好的梨盅上火蒸10～15分钟，出锅后倒入蜂蜜调味，稍作装饰即可。

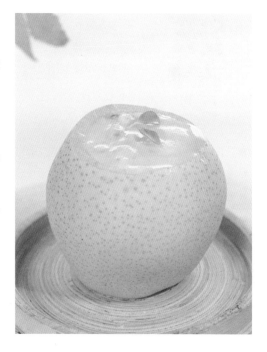

自制秋梨膏

【材料】 雪梨1000克，红枣10颗，冰糖25克，生姜15克，蜂蜜150克。

【做法】

❶ 雪梨洗净后削皮，切块，然后用磨蓉器将梨肉磨成细腻的梨肉蓉。取一只碗，放到密漏中，将密漏左右摇动挤出全部梨汁。

❷ 将红枣洗净，去核后切片；冰糖敲成碎块；生姜切片。

❸ 将全部梨汁倒入锅内，加入切片的枣肉和姜片，再加入冰糖，中火煮开后，转小火慢慢熬煮至十分黏稠即可关火。

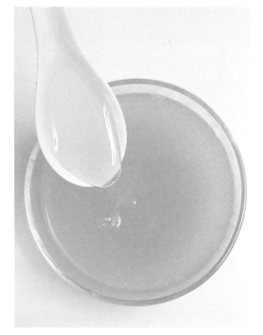

❹ 待其凉至手温时，用滤网过滤出熬煮后的梨汁，加入蜂蜜调匀。

❺ 装入用热水消过毒的瓶中放入冷藏室储存，饮用时用温开水调匀即可。

菠萝

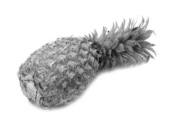

- 嘌呤含量低
- 高钾、低钠
- 日推荐用量50克
- 利尿

抗痛风营养素

名　称	嘌　呤	水　分	膳食纤维	钾	维生素C
菠萝	0.9毫克	88.4克	1.3克	113毫克	18毫克
抗痛风功效	低嘌呤，预防痛风发作	促进尿酸排出	促进肠道蠕动，改善痛风患者的整体代谢情况	利尿降压	美容养颜，降低尿酸水平

注：每100克食物中所含的营养成分。

降尿酸原理

　　菠萝，富含维生素C、钾元素和酶，具有很好的利尿作用，可以促进尿酸的排出。菠萝中的菠萝朊酶有溶解纤维蛋白和血凝块的作用，可以改善局部血液循环，消除炎症和水肿，对防治痛风并发高血压病也有益。

菠萝（富含维生素C、钾元素）　→　促进尿酸排出　→　预防痛风发作

这样吃更健康

●菠萝直接食用口感会很酸涩，甚至会导致过敏或腹泻的情况，因为菠萝中含有蛋白酶，对口腔黏膜和嘴唇的幼嫩表皮有刺激作用，将菠萝切好后在淡盐水中浸泡几分钟，浸出甙类，就可使涩味消除，也不容易过敏。

●菠萝中含有菠萝蛋白酶，有助于分解蛋白质，故吃完油腻食物后吃点儿菠萝，可以促进对蛋白质的消化吸收，提高机体免疫力。

菠萝炒猴头菇

材料 鲜猴头菇300克，鲜菠萝块100克，番茄酱80克，植物油、白糖、白醋、青椒块各适量，面粉少许，菠萝外壳半个。

做法

❶ 鲜猴头菇过水，沥干水分，裹上面粉，放入七成热的油中，炸至表皮酥脆，待用。

❷ 锅中留少许底油，放入番茄酱、白糖、白醋，待酱汁黏稠后，倒入炸好的猴头菇、青椒块、鲜菠萝块稍微炒一下，装入菠萝外壳中即可。

健康谏言：

　　将菠萝切块后在淡盐水中浸泡一段时间，吃起来口感会更加香甜。

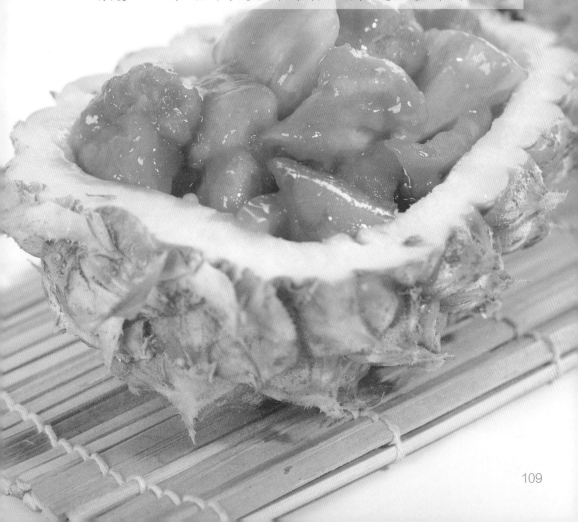

鸡蛋

- 嘌呤含量低
- 高钾、高蛋白
- 日推荐用量1~2个

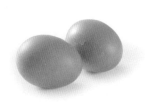

抗痛风营养素

名　　称	嘌　呤	水　分	钾	其他加分项
鸡蛋	蛋白3.7毫克 蛋黄2.6毫克	75.80克	98毫克	丰富的优质蛋白
抗痛风功效	低嘌呤，预防痛风发作	促进尿酸排出	利尿降压	被人体吸收利用率高达98%

注：每100克食物中所含的营养成分。

降尿酸原理

　　1个鸡蛋重约50克，含蛋白质7~8克，含有人体必需的八种氨基酸，且人体对鸡蛋所含蛋白质的吸收率高达98%。鸡蛋还富含多种营养素和矿物质，而且无论蛋白或蛋黄，嘌呤含量都很低，不会影响人体的尿酸水平，是痛风患者优质蛋白质的最佳来源。

鸡蛋　➤　低嘌呤、高蛋白　➤　痛风患者蛋白质及其他营养的重要来源之一

这样吃更健康

●人体对鸡蛋营养的吸收率和消化率，煮、蒸蛋为100%，嫩炸为98%，炒蛋为97%，荷包蛋为92.5%，老炸为81.1%，生吃为30%~50%。故煮、蒸鸡蛋是最营养的吃法。

●建议痛风患者将鸡蛋和具有利尿作用的西红柿、丝瓜等做成汤来饮用，有利于尿酸的排出。

鲜茉莉炒鸡蛋

材料 鲜茉莉花20克，鸡蛋2个，黑木耳、青椒片、红椒片各5克，菊花1~2朵，橄榄油、盐各适量。

做法

❶ 鸡蛋去壳，蛋清和蛋黄分离，只取蛋清，待用。

❷ 一半鲜茉莉花切碎，放入鸡蛋清中，加入盐和水拌匀，待用。

❸ 锅中倒入橄榄油，把鸡蛋清摊成鸡蛋饼后，加入另一半茉莉花、黑木耳、青椒片、红椒片，炒香后调入盐，盛盘，然后旁边点缀菊花即可。

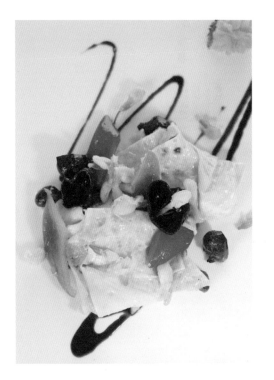

西红柿炒鸡蛋

材料 鸡蛋5个，西红柿150克，植物油、葱花、盐各少许。

做法

❶ 西红柿洗净，切块；鸡蛋打入碗中，打散备用。

❷ 油锅烧热，倒入搅好的鸡蛋液，炒熟后，加入切好的西红柿块，翻炒至熟后，调入盐炒匀，撒上葱花即可。

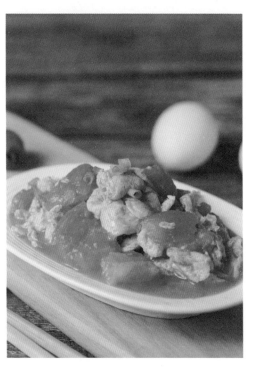

猪血

- 富含蛋白质
- 日推荐用量30~50克
- 低嘌呤

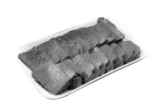

抗痛风营养素

名　称	嘌　呤	水　分	钾
猪　血	11.8毫克	85.8克	56毫克
抗痛风功效	低嘌呤，预防痛风发作	促进尿酸排出	利尿降压

注：每100克食物中所含的营养成分。

降尿酸原理

　　猪血，又名血豆腐，富含蛋白质、铁、锌等多种营养成分，有"液态肉"之称。而且猪血中的嘌呤和脂肪含量很低，是排毒佳品，能将一部分尿酸转化为粪便排出，很适合痛风患者食用。

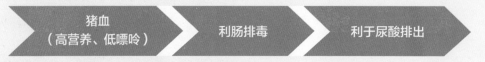

猪血（高营养、低嘌呤） ➡ 利肠排毒 ➡ 利于尿酸排出

这样吃更健康

●虽然猪血营养丰富且利于尿酸的排出，但因其中含有激素、药物、尿素等新陈代谢产物，大量食用会给人体带来负担，故建议痛风患者每日只食用30克，且一周食用不超过2次。

●痛风患者食用猪血，建议做成汤，更有利于尿酸的排出。

香芹炒猪血

[材料] 猪血 100 克，芹菜 150 克，生姜、大蒜、植物油各适量，酱油、料酒、盐各少许。

[做法]

❶ 猪血洗净，切块；芹菜择洗干净，切长条；生姜切丝；大蒜切片。

❷ 油锅烧热，放入姜丝和蒜片爆香，然后倒入芹菜和猪血，快速翻炒几下，倒入料酒、酱油继续翻炒至熟。

❸ 即将出锅时，撒上盐调味，略微翻炒一下即可。

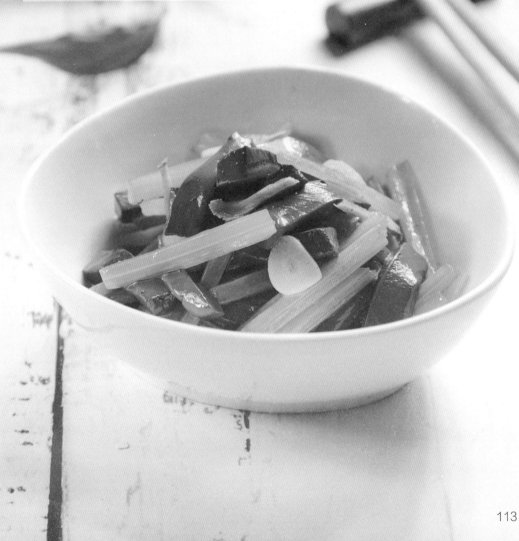

海蜇

- 嘌呤含量低
- 高钾、低钠
- 日推荐用量50克
- 利尿、降压

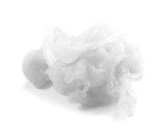

抗痛风营养素

名 称	嘌 呤	水 分	钾
海 蜇	海蜇头9.3毫克 海蜇皮4.2毫克	海蜇头69克 海蜇皮76.5克	海蜇头331毫克 海蜇皮160毫克
抗痛风功效	低嘌呤，预防痛风发作	促进尿酸排出	利尿、降压

注：每100克食物中所含的营养成分。

降尿酸原理

海蜇，又名"水母"，一般伞体部和口腕部分开加工，口腕部俗称"海蜇头"，伞部俗称"海蜇皮"。无论是海蜇头还是海蜇皮嘌呤含量都很低，而且富含水分、蛋白质和钾元素等，利于尿酸的排出。

海蜇
（高水分、高蛋白、高钾） > 利于尿酸排出 > 适宜痛风患者食用

这样吃更健康

●新鲜海蜇不宜食用，皮厚且含有毒素，只有经过食用盐和明矾浸渍3次（俗称"三矾"），使鲜海蜇脱水3次，让毒素随水排尽才能使用。处理好的海蜇也建议清洗干净后用清水浸泡1～2天，不然会非常咸。

●凉拌海蜇时，一定要适当放些醋，否则海蜇很容易"走味儿"。

凉拌海蜇皮

材料 海蜇皮 100 克，紫甘蓝、黄瓜各 50 克，大蒜、生抽、醋、盐、香油各适量。

做法

❶ 海蜇皮用凉水泡一两天，其间换两三次水，然后洗净，切成丝，用大约 80 摄氏度热水烫一下，马上捞出，挤干水分备用。

❷ 紫甘蓝、黄瓜洗净，然后分别切成丝；大蒜切成碎末，放入小碗，加入适量醋、生抽、香油和盐调成汁。

❸ 准备一个大碗，将海蜇皮丝、紫甘蓝丝、黄瓜丝等放入大碗内，然后将调味汁浇上拌匀即成。

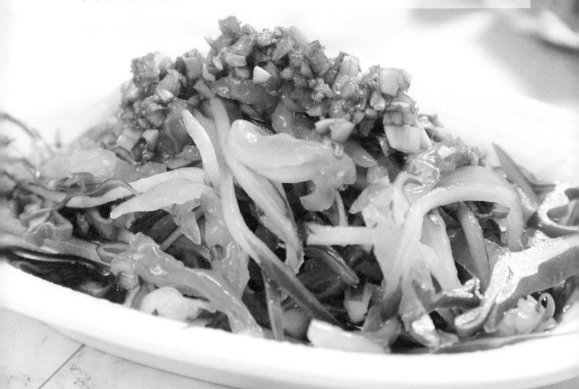

健康谏言：

　　海蜇皮是咸的，所以要事先用清水将海咸味儿泡去，然后在调汁时根据海蜇的咸淡来调节。

海参

- 嘌呤含量低
- 富含蛋白质
- 日推荐用量50克（水发）
- 利尿强肾，促排泄

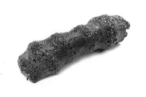

抗痛风营养素

名　称	嘌　呤	水　分	钾
海　参	4.2毫克	77.1克	43毫克
抗痛风功效	低嘌呤，预防痛风发作	促进尿酸排出	利尿降压

注：每100克食物中所含的营养成分。

降尿酸原理

　　并不是所有海产品都是高嘌呤食物，比如，海参的嘌呤含量就非常低，而且是高蛋白、高钾、低脂肪、低糖的营养海产品，具有通便利尿的作用，并可以调节肾脏功能，非常适合痛风患者食用。

海参
（低嘌呤、高钾） ➤ 利尿通便、补肾强身 ➤ 痛风患者理想海产品

这样吃更健康

●海参经过水发后，可以选择凉拌、红烧、烩等多种烹饪方式。

●海参做汤喝利于尿酸的排出，而且海参80%的重要营养成分在海参皮而非海参肉上，做汤喝更利于营养的吸收利用。

海参青菜粥

材料 大米 100 克，干海参 3 个，油菜 50 克，胡萝卜半根，生姜 1 小块，盐、胡椒粉、香油各适量。

做法

❶ 海参提前泡发好，洗净，切小块；大米洗净；油菜洗净，切小段；胡萝卜洗净，去皮，切成小丁；生姜洗净，切丝。

❷ 锅中加入适量清水，放入大米煮粥，煮到黏稠时加入胡萝卜丁继续煮。

❸ 煮约 10 分钟，加入海参、姜丝和盐再煮约 5 分钟。

❹ 加入油菜段煮约 2 分钟，放入胡椒粉和香油调味即可。

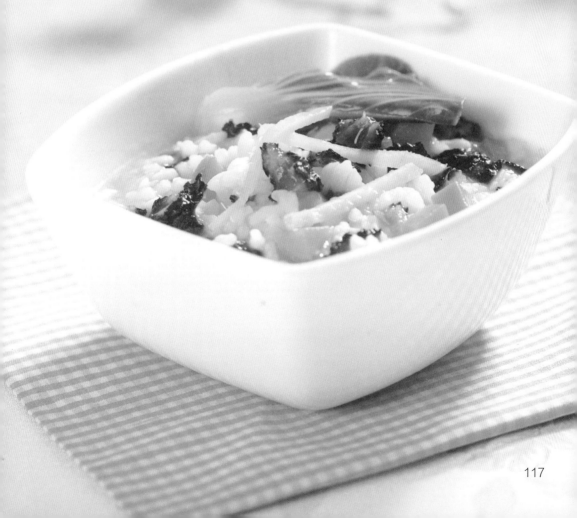

牛奶

- 嘌呤含量低
- 高蛋白、高水分
- 日推荐用量500毫升（脱脂更佳）
- 利尿、降压

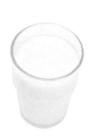

抗痛风营养素

名　称	嘌　呤	水　分	钾
牛　奶	1.4毫克	89.8克	109毫克
抗痛风功效	低嘌呤，预防痛风发作	促进尿酸排出	利尿、降压

注：每100克食物中所含的营养成分。

降尿酸原理

　　牛奶是日常膳食中蛋白质、钙、磷、维生素D等营养元素的重要来源之一，而且嘌呤含量低，非常适合痛风患者摄入。尤其是脱脂或低脂奶制品，可以更好地降低血尿酸水平，降低痛风的发病率。

牛奶（易被人体消化吸收）➡ 促进尿酸排出、抗炎 ➡ 补充营养+降尿酸

这样吃更健康

●痛风并发高脂血症患者，尽量选择脱脂奶或低脂奶，喝奶时最好搭配吃一些全麦面包、馒头、花卷等富含碳水化合物的食物，可以更好地促进尿酸的排出。

●牛奶加热时不宜煮过长时间，否则容易破坏牛奶中的多种营养成分。牛奶还适合单独饮用，不宜加入柠檬汁、果汁等酸性饮料，否则易影响消化吸收。

牛奶香蕉汁

材料 香蕉 1 根，牛奶 200 毫升。

做法

❶ 香蕉去皮，切段，放入果汁机。

❷ 倒入牛奶，启动果汁机，几秒钟后倒入杯中即可。

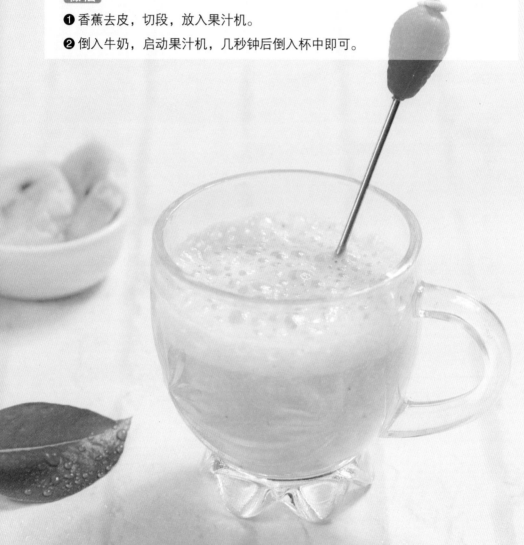

杏仁

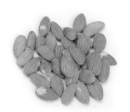

- 嘌呤含量低
- 高钾、高纤维
- 日推荐用量10克

抗痛风营养素

名 称	嘌 呤	水 分	膳食纤维	钾	维生素C
杏 仁	31.7毫克	5.6克	8克	106毫克	26毫克
抗痛风功效	低嘌呤，预防痛风发作	促进尿酸排出	促进肠道蠕动，改善痛风患者的整体代谢情况	利尿、降压	美容养颜，降低尿酸水平

注：每100克食物中所含的营养成分。

降尿酸原理

杏仁中富含钾、膳食纤维和植物蛋白，有助于预防体内尿酸升高。尤其是杏仁中提取的蛋白质成分中含有一定的镇痛抗炎作用，故急性痛风期和慢性期的痛风患者都适合食用。杏仁中富含单不饱和脂肪酸和维生素 E，具有抗氧化和保护心脏的作用。

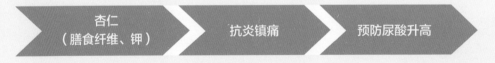

杏仁（膳食纤维、钾） ▶ 抗炎镇痛 ▶ 预防尿酸升高

这样吃更健康

● 杏仁可以用来作粥、菜肴的佐料，制成饼或糕点等。

● 杏仁有苦杏仁和甜杏仁之分，苦杏仁不适合直接食用，多为药用。平时我们的饮食应该选择甜杏仁。

杏仁粥

材料 甜杏仁 10 克，粳米 50 克。

做法

❶ 甜杏仁洗净，粳米淘洗干净。

❷ 将甜杏仁加水煮约 15 分钟，去渣留汁，加入粳米，开小火煮粥即可。

健康谏言：

　　杏仁生吃或吃多了会中毒，故建议要炒熟或煮熟杏仁后食用。

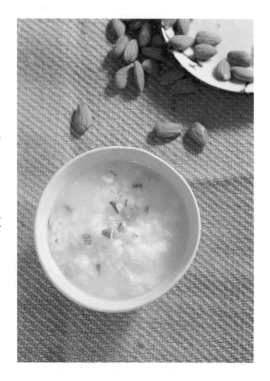

杏仁山楂饮

材料 甜杏仁片 30 克，山楂 3 个，冰糖少许。

做法

❶ 将甜杏仁片洗净；将山楂洗净，去籽后切片。

❷ 将甜杏仁、山楂一起放入锅中，加入清水烧开，然后改成小火炖约 25 分钟，出锅前调入冰糖煮化即成。

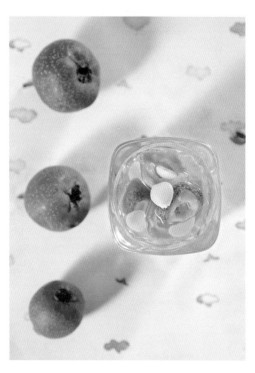

第五，在痛风的不同时期怎么吃

 1.无症状高尿酸血症期

　　本阶段的患者因为没有任何症状，所以没有采用科学的饮食方式和规律的起居习惯。这是不对的。无症状高尿酸血症期，如果患者本人没有其他基础疾病或并发症，笔者认为无须吃药，但是在饮食上建议控制，及早预防痛风的急性发作。

宜

◎高尿酸血症患者一定要多喝水，每日至少保证摄入2000~3000毫升的水，保证一定尿量的排出，益于尿酸顺利排出体外。

◎大多数的蔬菜、水果嘌呤含量都较低，也是既往高尿酸血症饮食管理常规推荐的食物。

◎如果血尿酸水平不太高，可以考虑每周选择3~5天，适当选用中等嘌呤食物。

◎乳类、蛋类嘌呤含量极低，可作为蛋白质的重要来源，而且可以避免吃太多肉类。

忌

◎体重超标和高尿酸具有明显的关联性，肥胖是痛风常见的并发症，所以要防止超重和肥胖。总热量应比平时摄入量低10%~20%，肥胖者每日控制总热量的摄入标准是：不超过30千卡/千克或更低。

◎根据食物中的嘌呤含量，我们将食物划分为极高嘌呤食物、高嘌呤食物、中嘌呤食物和低嘌呤食物四类（参见下一页表格）。建议高尿酸患者原则上不食或少食一类食物，多食四类食物，二类和三类食物应根据血尿酸水平决定。每日嘌呤摄入应限制在150毫克以下。

◎吸烟有害健康，频繁饮酒更是高尿酸血症的危险因素，故无症状高尿酸血症者应该少抽烟、少喝酒，而且最好能戒掉烟酒。

常见食物的嘌呤含量分布表（单位:毫克/100克）

嘌呤分类	嘌呤含量	食物举例
极高嘌呤食物 （一类食物）	>300	**动物内脏：** 鸡肝、鸭肝、鹅肝 **水产类：** 烤鲅鱼、烤虾 **蔬菜类：** 干紫菜、干香菇 **其他：** 鸡精、酵母
高嘌呤食物 （二类食物）	150~300	**动物内脏：** 牛肝、羊肝、猪肾、猪胰 **水产类：** 黄花鱼、黑鱼、干鲍鱼、干贝、生蚝 **豆类及制品：** 黄豆、豆皮、赤小豆、豆粉 **蔬菜类：** 干茶树菇、干竹荪
中嘌呤食物 （三类食物）	50~150	**肉类：** 猪肉、牛肉、羊肉、鸡肉 **水产类：** 大马哈鱼、鲢鱼、鳝鱼、鳗鱼 **豆类及制品：** 豆腐、豆干、纳豆、黑豆、白芸豆 **蔬菜类：** 西蓝花
低嘌呤食物 （四类食物）	<25	**主食类：** 大米、大麦、面粉及其制品 **蛋奶类：** 鸡蛋、鸭蛋、鹌鹑蛋等蛋类及其制品，鲜奶、奶酪、酸奶、奶粉等奶类及其制品 **蔬菜类：** 白菜、卷心菜、竹笋、芹菜、韭菜、西红柿、茄子、黄瓜、冬瓜、南瓜、苦瓜、西葫芦、白萝卜、胡萝卜、土豆、甘薯、荸荠、青椒、洋葱 **其他：** 植物油、动物油等各种油脂，蜂蜜、猪血、鸡血、鸭血、海蜇

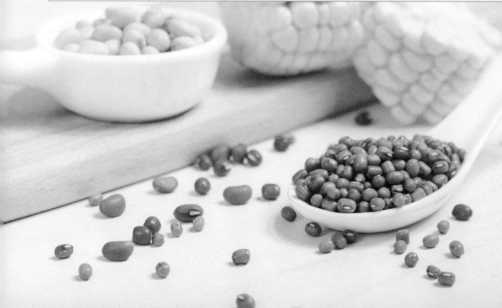

⊙ 2.痛风急性发作期

痛风急性发作期是患者最痛苦的时期，也是病情发展的高峰期。本阶段以药物治疗为主，饮食上主要限制嘌呤的摄入，以便辅助减轻或减缓病程的发展。

◎多吃蔬菜，每日要吃新鲜蔬菜1000克。大多数的蔬菜嘌呤含量都较低，而且含有充足的维生素C，可以促进尿酸的排出，宜多食。
◎补充充足的维生素，尤其是维生素C，可以提高尿酸盐溶解度，有利于尿酸的排出。B族维生素应适量补充，以免影响尿酸排出。
◎大量饮水，保证液体每日摄入量在2000毫升以上，以便保持每日尿量在2000~3000毫升，促进尿酸的排出。为防止夜间尿浓缩，可以在睡前饮水或半夜适当饮水。

◎痛风急性发作期要严格限制高嘌呤食物的摄入，每日嘌呤总摄入量必须低于150毫克。
◎酒的主要成分是乙醇，会导致体内乳酸和酮体聚集，抑制尿酸的排出。而且血尿酸值和总酒精摄入量成正比，尤其是啤酒，每日喝2杯以上啤酒，痛风的危险性就会增加2倍。

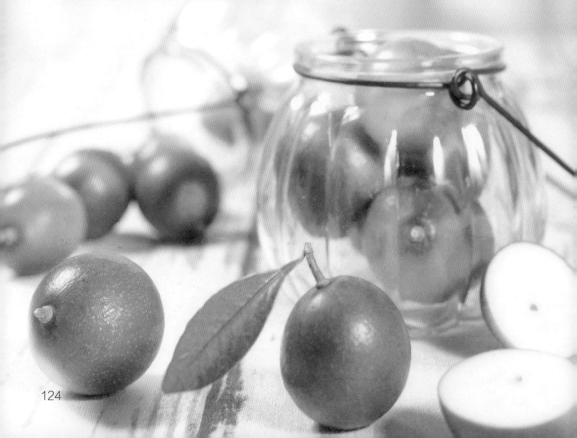

痛风急性发作期菜谱推荐

三餐两点	食材搭配			嘌呤含量
早餐	2个鸡蛋 +	1杯牛奶（约250毫升） +	猕猴桃100克 ≈	3+1.4+21（25.4毫克）
加餐	1个梨（350~400克）		≈	4毫克
午餐	1份白米饭（约100克） +	香芹炒猪血（香芹约100克，猪血约80克） +	炝卷心菜（约150克） ≈	18.1+10.3+9.4+9.7（47.5毫克）
加餐	1杯牛奶或西瓜汁		≈	1.4毫克
晚餐	1个馒头（约50克） +	1份冬瓜豆腐（冬瓜约150克，豆腐约80克） +	黄瓜拌白菜丝（黄瓜约100克，白菜约50克） ≈	12.5+4.2+44.4+3.3+2.1（66.5毫克）

注：全日烹饪油20克，总嘌呤含量约144.8毫克。

◎ 3.痛风间歇期和缓和期

痛风的间歇期和缓和期是痛风相对稳定期，这个阶段的饮食可以适当放松一些，可基本恢复正常的平衡进餐习惯，但也要避免饮酒和进食大量肉类，每日嘌呤摄入量控制在 300 毫克左右。

◎可基本恢复正常的平衡饮食。
◎嘌呤的摄入量可适当放宽，限量选中等嘌呤的食物，自由选择低嘌呤食物。
◎肥胖的痛风患者继续延续低热量的摄入，少吃高热量、高脂肪的食物。
◎可以通过一些烹饪技巧降低肉类中的嘌呤含量，比如蒸等，弃汤吃肉，可以去掉一半多的嘌呤含量。
◎每日喝2000毫升以上的水，有利于促进尿酸的排出，还能减少肾结石形成的可能性。

◎忌吃高嘌呤食物。
◎忌饮酒，无论是白酒还是啤酒，血尿酸值和总酒精摄入量成正比。
◎忌吃牛肝、牛肚、肥牛等食物，忌喝肉汤等，否则会导致痛风患者体内的嘌呤值迅速升高。
◎肉类要在量上控制摄入，每日最好不超过90克，并尽量选择嘌呤含量相对较低的肉类。

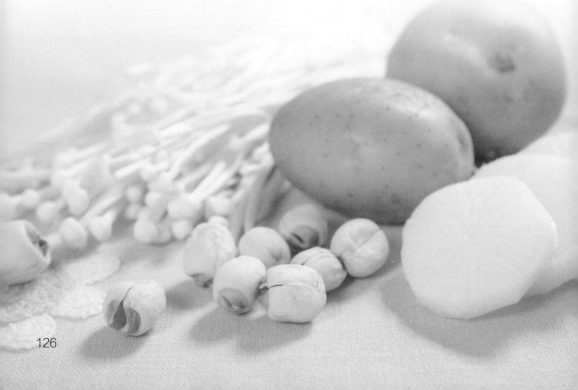

痛风间歇期和缓解期菜谱推荐

三餐两点	食材搭配			嘌呤含量
早餐	1个花卷 （约50克）	+	猪血豆腐生菜汤 （猪血约100克， 豆腐约50克，生 菜约30克） + 胡萝卜拌香芹 （香芹约100 克，胡萝卜约 30克）	≈ 12.5+11.8+22.2 +4.6+10.3+2.67 （64.07毫克）
加餐	1个苹果 （约100克）	+	1个香蕉 （100~150克）	≈ 0.9+1.3 （2.2毫克）
午餐	1份白米饭 （约50克）	+	洋葱炒牛肉 （洋葱约100克， 瘦牛肉约80克） + 土豆炒茄子 （土豆约150 克，茄子约150 克）	≈ 18.1+3.5+32 +8.4+21.45 （83.45毫克）
加餐	1杯牛奶或1杯西瓜汁 + 1个鸡蛋			≈ 1.4+3毫克
晚餐	1个馒头 （约50克）	+	卷心菜鸡蛋汤 （卷心菜约50克， 鸡蛋1个） + 素炒冬瓜 （冬瓜约200 克）	≈ 12.5+4.85+3 +3.3+2.1+5.6 （31.35毫克）

注：全日烹饪油30克，总嘌呤含量约185.47毫克。

第六，掌握自己的饮食量，学会自己设计食谱

很多病都是"吃出来的"，痛风也是如此，大多因为患者爱喝酒、爱吃海鲜等，甚至可以说，包括痛风在内的很多"富贵病"都是"吃饱了撑的"。反馈到医学上，是我们没有考虑到自己的胃容量，一味地胡乱吃喝，就得病了。要想避免这种"富贵病"，首先要知道自己的饮食量。

1.简单公式计算自己每日标准饭量

痛风患者可以思索一下：你是美食爱好者吗？你是酒桌应酬的常驻嘉宾吗？你的饭量是不是跟着酒量一直在涨？想到这些，是不是觉得自己忽略了一个问题——自己的饭量到底是多少？好像自己的饮食规律一直掌握在应酬对象手里，自己反而一无所知。其实，身体每日需要多少营养和食物是比较固定的，可以根据下面的公式计算一下自己每日的标准饭量。

每日标准饭量计算公式

活动划分	标准饭量
从事低体力活动	标准体重×（25~30）=所需热量（千卡）
从事中等体力活动	标准体重×（35~40）=所需热量（千卡）
从事重体力活动	标准体重×（45~60）=所需热量（千卡）

注：个人标准体重＝身高（厘米）－105

一般正常的健康成年人，每日摄入1700~1800千卡的热量就可以了，这相当于：250克左右谷薯类主食＋250克左右肉蛋奶类＋500克左右的蔬菜和水果。当然，总热量的需求也会和职业、每日活动量、主食数量等因素有关。

2.合理安排每日食谱

计算出每日所需要的热量后，我们就可以根据食物热量表来安排每日应该吃哪些食物了。

🕐 先了解膳食宝塔的黄金标准

《中国居民平衡膳食宝塔》将食物分为 5 层，每层的位置和面积不同，这在一定程度上反映出各类食物在膳食中的地位和比重的不同。我们的一日三餐，如果遵从这个比例来选择食物，不仅能够保证品种多样化，更能达到营养均衡。

最底层：谷类、薯类及杂豆在每日的膳食中所占比重最大，每人每日应摄入 250 ~ 400 克，其中全谷物和杂豆类 50 ~ 150 克，薯类 50 ~ 100 克。

第二层：蔬菜和水果的比重占第二位，其中每人每日应摄入蔬菜 300 ~ 500 克，深色蔬菜应占 1/2；新鲜水果 200 ~ 350 克。

第三层：肉、蛋的比重占第三位，每人每日应摄入 120 ~ 200 克，其中水产品 40 ~ 75 克，畜禽肉 40 ~ 75 克，蛋类 40 ~ 50 克。

第四层：奶类、大豆类及坚果的比重占第四位，其中每人每日应摄入奶类及奶制品 300 克；大豆及豆制品、坚果则以每日摄入 25 ~ 35 克为宜。

第五层：油脂类和食盐占的比重最小，是纯能量食物，其中各种烹调油成人每日应摄入 25 ~ 30 克；食盐摄入每日不超过 6 克。

除了这些食物外，膳食宝塔还建议人们要足量饮水，成年人每日 7 ~ 8 杯（1500 ~ 1700 毫升），并进行相当于 6000 步运动量的身体活动。

中国居民平衡膳食宝塔（2016 年）

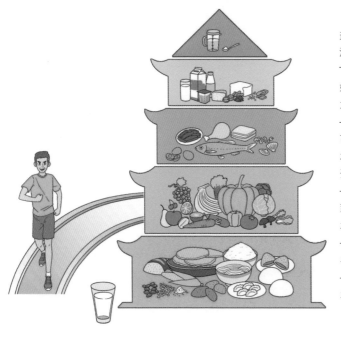

盐	6 克
油	25 ~ 30 克
奶及奶制品	300 克
大豆及坚果类	25 ~ 35 克
畜禽肉	40 ~ 75 克
水产品	40 ~ 75 克
蛋 类	40 ~ 50 克
蔬菜类	300 ~ 500 克
水果类	200 ~ 350 克
谷薯类	250 ~ 400 克
水	1500 ~ 1700 毫升

⚕ 把握三餐的热量摄入比例3∶4∶3

一日三餐要有规律，简单来讲就是定时定量。定时是指两餐之间的间隔以 4 ~ 6 小时为宜，定量是三餐食量分类要合理，即热量摄入比以 3∶4∶3 为宜。

三　餐	建议用餐时间	热量占比	饮食结构
早　餐	6:30 ~ 8:30	30%	早餐食物应该做好多样化，搭配合理。宜选择蛋奶类、谷物类和新鲜蔬果。早餐营养充足，可以很大程度避免午餐暴饮暴食而致午餐过量
午　餐	11:30 ~ 13:00	40%	午餐在三餐中起着承上启下的作用，不仅要吃饱更要吃好，宜选择100 ~ 150克的主食，蛋奶或低嘌呤的动物性食物，新鲜蔬菜至少250克，最好能保证粗细搭配、一荤一素。午餐建议吃七成饱。
晚　餐	17:00 ~ 19:00	30%	晚餐宜少、不宜太饱，应该吃适量主食（50 ~ 100克），适量汤粥和新鲜蔬菜。

饱腹程度	感　觉
一成饱	肚子很饿，头晕、难受、心慌
二成饱	肚子饿，想吃大量东西
三成饱	肚子饿，想吃一点儿东西
四成饱	肚子叫，有空腹感但不觉得难受
五成饱	不太饱，感觉还能吃下很多
六成饱	有点儿饱了，感觉还可以再吃一点儿
七成饱	吃饱了，感觉可吃可不吃
八成饱	有点儿撑，感觉胃里满满的
九成饱	吃多了，感觉胃里有点儿不舒服
十成饱	吃不下任何东西了，感觉胃痛

第七，了解在外就餐时的注意事项

对于上班族来讲，大多数人是中午不回家，需要在外就餐或者点外卖。还有一些人由于工作需要，参加各种应酬和宴会。无论是外卖还是外边的餐馆，多数都存在多油、多盐、多糖、食材杂、嘌呤含量不确定等问题。那么，痛风患者在外出就餐时应该怎么规避对自己不利的因素呢？

1.选对餐馆

无论是点外卖还是外出应酬，尽量选择口味清淡、菜式多的餐馆，这样的餐馆可供痛风患者选择低嘌呤的食材更多些。而火锅、海鲜或辛辣的菜系等可以直接略过，尽量选择素食馆、家常菜馆等。

2.选对菜肴

前面我们已经详细介绍了各种蔬菜和水果的嘌呤含量，痛风患者在点菜时一定要尽量选择低嘌呤、低脂肪的菜肴。如果看到菜名不确定是什么食材，一定要问清楚店家后再决定要不要下单。如果是参加应酬，肉类不可避免，那么可以选择"锅

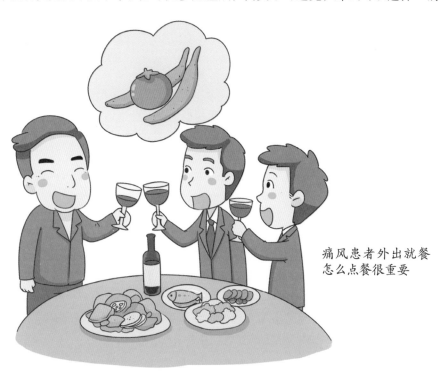

痛风患者外出就餐
怎么点餐很重要

边素"，比如，芹菜肉中只吃芹菜，土豆炖鸡块只吃土豆等。如果是痛风间歇期或慢性期，也可以少量吃一些中嘌呤的肉类或其他食材。

3.选对烹饪方式

同样的食材，采用不同的烹饪方式，其健康程度也不一样。比如，清蒸比油炸要少油、少盐，相对健康；长时间的炖、火锅等烹饪方式会导致嘌呤摄入量大大增加；重油、重盐、麻辣等菜肴会比相对清淡的家常菜容易导致油脂、盐分摄入过多，不利于病情控制。故建议痛风患者点菜更倾向于清蒸、凉拌或水煮，而尽量避免选择油炸、火锅、炖、烤等烹饪方式的菜肴。

4.选对饮品

如果点饮品，痛风患者可以点白开水、苏打水。如果对方已经点了茶水，自己喝时可以再用白开水对冲一下，冲成淡茶水。

5.学会拒绝：拒绝饮酒

痛风患者一定要避免喝酒，尤其是啤酒和白酒。在应酬前就应该告诉大家自己有痛风史，一般大家都可以理解的。如果实在推脱不了可以稍微喝一些红酒，但喝酒后需要尽可能喝足量的水，以尽快冲淡和加快体内的乙醇的代谢，避免血液内尿酸的浓度会短时间内升高。

6.学会控制：切莫贪食

即便在痛风的间歇期和缓和期，痛风患者也一定要有"用餐适量，切莫贪食"的自律性。诱发痛风的两大因素就是大量饮酒和不加节制地食用大鱼大肉。偶尔的放纵，会成为日后发病的导火索。像之前提到的，吃到七成饱就莫要再进食了。

曾医师答疑解惑

午餐后可以立即吃水果吗

不提倡午餐后立即吃水果。此时吃水果，水果中的营养不能马上进入肠道，起不到应有的作用，还容易使餐后的血糖增高，尤其是痛风并发糖尿病患者，更是严禁餐后吃水果。建议把水果放在两餐之间吃，比如，下午4点左右。如果就餐时必须吃水果，建议在餐前吃。

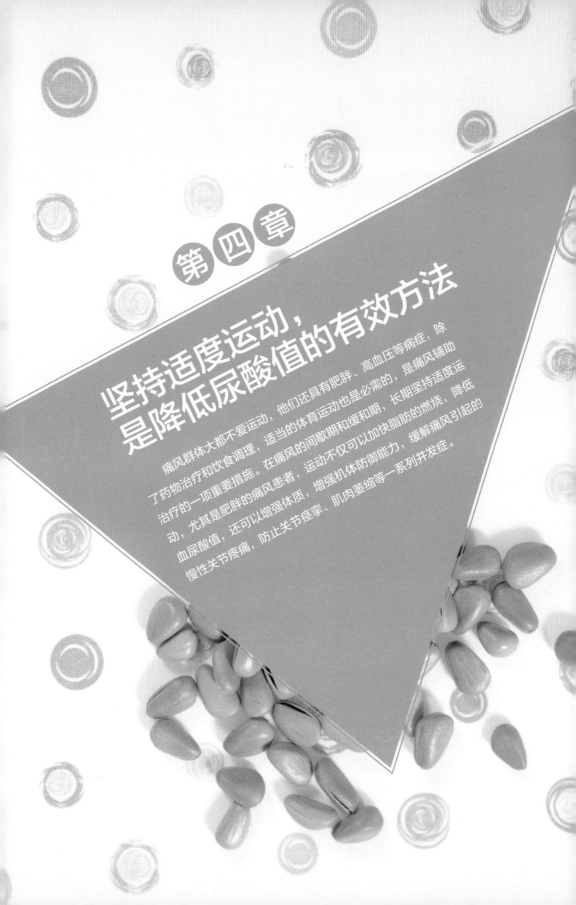

第四章

坚持适度运动，是降低尿酸值的有效方法

痛风群体大都不爱运动，他们还具有肥胖、高血压等病症，除了药物治疗和饮食调理，适当的体育运动也是必需的，是痛风辅助治疗的一项重要措施。在痛风的间歇期和缓和期，长期坚持适度运动，尤其是肥胖的痛风患者，运动不仅可以加快脂肪的燃烧，降低血尿酸值，还可以增强体质，增强机体防御能力，缓解痛风引起的慢性关节疼痛，防止关节痉挛、肌肉萎缩等一系列并发症。

第一，痛风患者要选择什么运动

痛风患者的复发概率大，积极的自身防御控制非常重要。除了控制高嘌呤、高脂肪的饮食外，还要长期坚持运动。对于痛风患者来讲，最好选择低强度、持续时间长的有氧运动。

1.坚持有氧运动

有氧运动是指人体在氧气充分供应的情况下进行体育锻炼，机体能量的供应主要来源于糖的有氧代谢。特点是强度低、有节奏、持续时间较长（≥ 30 分钟），比如，快步走、慢跑、骑行、游泳、打球等都属于有氧运动。

有氧运动由于强度低，不容易触发痛风患者关节疼痛的敏感点，最主要的是在有氧代谢的运动中，身体的"燃料"（脂肪）得到了充分的"燃烧"（消耗），加快体内多余的酸性代谢物排出体外，增强机体防御能力，对缓解痛风引起的慢性关节疼痛、预防痛风复发具有积极作用。

2.避免无氧运动

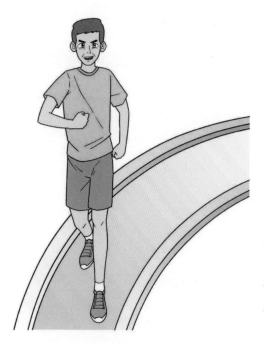

无氧运动主要是指高强度、瞬间性强的运动项目，比如，短跑、快速仰卧起坐、俯卧撑等。

无氧运动最大的特点是运动时氧气的摄取量很低，由于速度过快或爆发力过强，机体在瞬间需要大量的能量，而人体内的糖分来不及经过氧气分解而不得不依靠"无氧供能"。所以，无氧运动会让我们的体内产生过多的乳酸、丙酮酸等酸性代谢物，血尿酸、乳酸水平会增高，并抑制肾脏对尿酸的排泄，严重时还会出现酸中毒，并增加肝肾负担。因此，痛风患者应该尽可能避免无氧运动。

第二，痛风患者的运动原则

运动对痛风患者来讲是把"双刃剑"，适量运动可以加速尿酸的排出，调节体内尿酸水平，增强体魄；过量的运动可能损伤关节，诱发急性痛风的发生。

◉ 1.痛风发作期不要运动

痛风急性发作期是患者最痛苦的时期，行动也不便，一定要多卧床休息，不要运动。急性发作期一般会持续一周左右的时间，这个时期以静养为主，等进入缓和期，再开始做一些恢复性运动。

划重点：

有痛风发作迹象时，即使是很轻微的关节炎也应暂停运动，等痛风发作好转后，再选择低强度的运动开始锻炼。切忌盲目运动，否则会使痛风急性期的不良反应加剧，从而加重病情。

◉ 2.注意保暖

忽然受凉也是诱发痛风急性发作的原因之一，故痛风患者运动时要注意保暖，以免运动过程中出汗，风一吹便受凉了。运动结束后也不要急于脱掉衣服，应做一些适当的舒展运动，当机体基本稳定到正常水平不出汗了，在室温情况下换掉汗衣。

◉ 3.选择合适的运动

上一节已经提到了，痛风患者更适合做运动强度适中的有氧运动，而且要根据自己身体的具体情况把控好时间的长短和活动量的大小。切忌进行剧烈的、长时间的无氧运动，以免产生乳酸，反而导致血尿酸水平的瞬间急速升高。

每个人的具体情况不同，进行运动时也要考虑到自己的身体状况、兴趣爱好、运动条件等，结合风湿免疫科医生的建议，选择适合自己的运动方式和运动量。一般来讲，痛风患者每日做 30 ~ 40 分钟的有氧运动，一周保证 3 ~ 5 次为宜。

◉ 4.注意适度调整

痛风患者的病情会受到天气、饮食、用药等因素的影响，运动量和运动方式也要根据实际情况进行适当调整。比如，运动量由小到大，动作由简单到复杂，休息次数由多到少等，给予自己相应的调整，切记不宜做剧烈或过度运动。

第三，坚持每日轻量运动更有利于排酸

运动并不是越多越好，尤其是痛风患者，需要量力而行，每日坚持轻量运动，排酸效果比较好，而剧烈或者过度运动反而会导致体内血尿酸水平上升。比如，有些人在运动锻炼后，第二天经常会出现小腿肌肉酸痛的症状，这是运动后乳酸堆积所致。

1.乳酸的形成

乳酸是体内葡萄糖在代谢过程中产生的，肌肉组织和红细胞是乳酸的主要形成者。机体在剧烈运动时，氧气来不及从肺部传送到肌肉而形成无氧代谢，从而产生大量的过渡产物"乳酸"，乳酸堆积就会引起局部肌肉的酸痛。

乳酸的形成

| 机体在做走路这种轻量运动时，肌肉一边吸收氧气一边燃烧脂肪 | 机体在做短跑这种剧烈运动时，氧气来不及由肺送至肌肉，脂肪和葡萄糖一起"燃烧"，"残渣"就是乳酸 | 持续剧烈运动，乳酸在肌肉中蓄积，使肌肉伸缩不畅，挤压血管，造成肌肉酸痛 |

从上述流程图可见：乳酸形成主要是由剧烈的无氧运动所致。其实，乳酸的堆积不仅会引起疲劳、肌肉酸痛，还会导致关节损伤，阻碍尿酸的正常排泄。故痛风患者每日适宜做适量的轻运动，而不是剧烈运动。

2.促进排酸这样做

痛风患者利用运动来排酸，或者预防肌肉酸痛，只要做好运动前后的热身工作以及保护措施，肌肉酸痛是可以预防的。

轻量有氧运动更排酸

走路、骑行、慢跑、乒乓球、羽毛球、网球、广播体操等都属于轻量有氧运动。痛风患者每日坚持合适的有氧运动，就会增加肌肉组织的供氧，增加代谢速度，加快乳酸代谢。

划重点：

建议痛风患者运动时准备一双合脚舒服的运动鞋和护具。因为痛风患者在运动时，即使一些轻微的扭伤、损伤或穿鞋不当都可能导致痛风的急性发作，合脚舒服的鞋子可避免脚扭伤，护具可以保护某些重要部位减缓撞击的冲击力。

做好热身伸展工作

在运动前，进行5 ~ 10分钟的拉伸运动，可以舒展肌肉，避免在运动中出现损伤。运动后压压腿、伸展伸展四肢、做做呼吸体操等，可以消除局部疲劳，缓解肌肉压力，避免肌肉酸痛。

运动前后喝足水

运动会消耗大量的水分，机体出汗也会带走水分，所以运动前要喝足水，这样确保运动时体液充足，加速乳酸的分解。运动后10分钟，也应该多喝一些水，多次少量地补充，要喝白开水，不能喝功能饮料，这样才能更加有利于机体排酸。

按摩或洗热水澡

建议痛风患者在运动后，对小腿肌肉进行反复按压或者重点按摩，可以让肌肉放松下来。一般每次按压5分钟，间隔5分钟再重复3 ~ 5次。外力按压可以使运动后僵硬的肌肉放松变软，加速乳酸的代谢。或者洗热水澡，可以加快血液的循环，减少肌肉疲劳感，帮助乳酸的排泄。

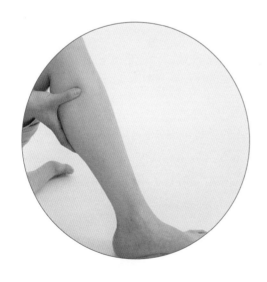

痛风患者运动后，建议重点按压或按摩小腿肌肉，加速乳酸代谢

第四，8种适合痛风患者的运动

📷 1.快步走

相对于散步和跑步来讲，快步走更是一项适合痛风患者的有氧运动。散步的运动次数不足，走得不够快的话，运动的总负荷很难达到促进健康的要求；跑步对于不经常运动的人来讲不太容易坚持，而且容易扭伤或跌倒。

👣 快步走的频率

所谓的快步走，是相对散步、慢步走而言的，大概每分钟走步达90～120步即为快步走。研究早已表明，成年人若是每日能够快步走30分钟左右，能够增加1/3的热量消耗。也就是说，快速走可以加速新陈代谢，降酸消脂，具有减肥瘦身功效。

	速　率	时　长	自我感觉(有效强度)
慢步走	每分钟走70～90步	30～60分钟	微出汗，有点喘，但不影响说话
快步走	每分钟走90～120步	20～40分钟	内衣有些湿汗，说话连贯性受影响

👣 注意事项

◎穿的鞋子一定要合脚、舒服，透气性好，轻便，还得具有缓冲、减震等功能，以减轻腿部压力。

◎从慢速走开始，持续10～15分钟，等身体慢慢适应了再逐步增加频率，提升至快步走。

◎脚步大小适中，最多不宜超过身高的1/3。

◎痛风并发肥胖者，宜适当延长快步走的时间和频率，至少保证快步走30分钟，才能使体内多余的脂肪得到充分的燃烧；痛风并发冠心病者，速率要适当减缓，保持在每分钟80～90步比较适宜，而且时间最好在餐后1小时左右再进行；痛风并发糖尿病者，快步走之前先吃点东西，避免引起低血糖。

划重点：

痛风慢性患者或并发其他病症者，一旦觉察到脚、膝盖、髋关节等疼痛，或者心脏有不舒服的迹象，要立即停止运动，尽快咨询医生。

◎面向前方，呼吸自然，微微收下颌，视线望向前方。

◎腰背挺直，肩部放松。

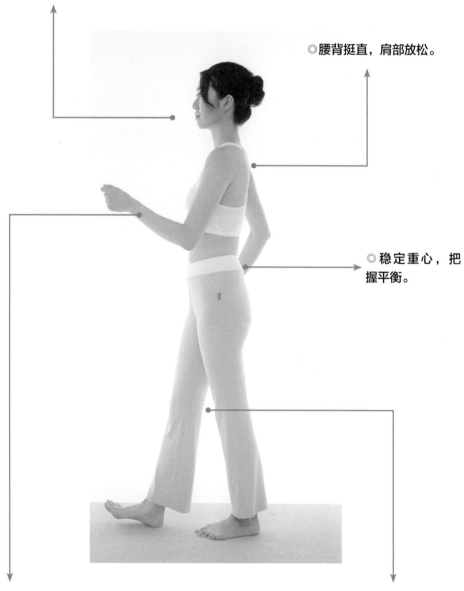

◎稳定重心，把握平衡。

◎手肘微弯，半握拳，手臂自然摆动，向前摆动时拳头要抬至胸部但不过肩，向后摆动时要有向后拉伸的扩胸感觉。

◎脚步大小合适，大约以身高的 0.3 倍为 1 步。

2.慢速短程小跑

作为一种生活方式疾病，痛风患者大都是特别不爱运动的人。这里给不爱运动的痛风患者推荐一项几乎零痛苦的运动方式：慢速短程小跑。短距离的慢速跑，可以消除肌肉酸痛，消耗机体多余的热量，降脂降酸，使痛风患者爱上运动，增强体质。

慢速跑的频率

慢速跑，简单理解就是和走路一样甚至比走路更慢一些的跑步法。用公式法计算，就是慢跑的速度应该低于心率储备的65%，然后加上静息（安静）心率，就是跑步时合适的目标心率。

方　法	速　率	频　率
简单法	和平时走路一样或稍慢一些的速度	每周3次，每次30~40分钟
公式法	①确定最大心率=220-实际年龄 ②确定静息心率=10秒内脉搏跳动的次数×6 ③慢速跑心率目标=①×65%+②	每周3次，每次30~40分钟

慢速短程跑对痛风的益处

除了这种运动强度适合不爱运动的痛风患者外，慢速短程小跑还能更有效地利用脂肪，可以消耗大约80%的脂肪，比快跑具有更好的减脂功效。此外，相对于快跑可以增强肌肉，慢跑更有助于肌腱、韧带、关节和骨骼适应跑步的压力，这显然更适合容易得慢性关节炎的痛风患者，防止关节处形成结晶石。

注意事项

◎选择一双合脚的鞋子，注意对脚及踝关节的保护。

◎注意心率的控制，过高的心率容易让机体产生疲劳和乳酸堆积，引起尿酸的一次性升高，过低的心率则达不到运动的预期效果。一般来讲，对于40岁左右的痛风患者来讲，慢跑的心率控制在108~142次/分钟为宜。

◎循序渐进。刚开始速度慢一些，路程小一些。比如，比平时走路的速度慢一些，第一次2千米，然后增加至3千米、5千米。

◎注意中途休息和补水。比如，计划运动40~60分钟，可以每20分钟停下来休息5~10分钟，喝点水，再继续。这样把运动分为2~3个阶段，避免运动量过大和时间过长，比较适合慢性关节炎的痛风患者。

⚕ 慢速短程小跑的标准

◎保持自然呼吸，或者鼻吸嘴呼，跑步时还能和他人正常交流，不影响语言的连贯性。

◎慢跑的节奏尽量维持不变，躯干伸直，两手半握拳，摆臂时肩部放松，两臂各弯曲约为90°，前摆时稍向内，后摆时稍向外。

◎腿部放松，一条腿后蹬时，另一条腿屈膝前摆，小腿自然放松，依靠大腿的前摆动作，带动髋部向前上方摆出。以脚跟先着地，然后迅速过渡到全脚掌着地。

◎慢跑时的有效热身心率以最大心率（220- 实际年龄）的 65% 为宜。比如，年龄 40 岁的男性，慢跑时的合宜心率≈（220-40）×65% ≈ 117 次 / 分钟。

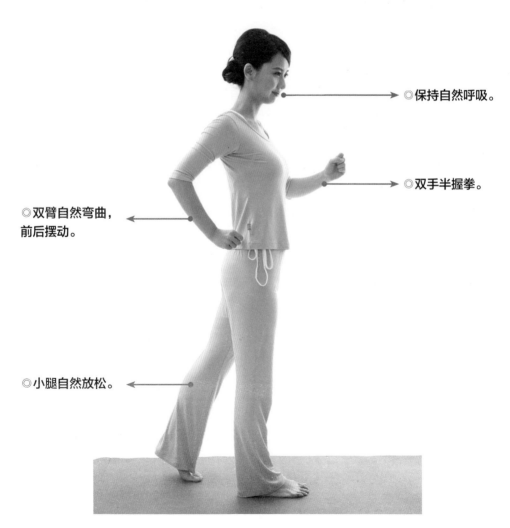

◎保持自然呼吸。

◎双手半握拳。

◎双臂自然弯曲，前后摆动。

◎小腿自然放松。

🔘 3.骑自行车

自行车作为一种环保的交通工具，不仅可以用来代步出行，甚至有些人开始将自行车作为健身器材。对于痛风来讲，骑自行车是非常适宜的。匀速蹬车时，人们会有意识地进行深呼吸，可以改善心肺功能，还可以加快体内脂肪的燃烧，从而起到降脂减肥的作用。

🚴 骑自行车的速度

人　群	速　度
没有锻炼基础者	12千米/时，或4米/秒
平时稍微锻炼者	22千米/时，或5米/秒

🚴 骑自行车对痛风的益处

◎有利于痛风患者膝关节炎的恢复，不仅对于关节功能的保持、恢复和锻炼都能起到很大的效用，还可以刺激软骨自身代谢，增加四头肌的肌力，让膝关节得到"重生"。

◎可以加速腿部乃至全身的血液流通，进一步强化心脏功能，特别适合痛风并发冠心病患者，可以改善心脏功能。

◎骑自行车还能防止发胖、血管硬化，并使骨骼强健，同时还能防止高血压，有时比药物更有效。

◎长期坚持骑自行车，不仅可以减肥瘦身，还可以让大脑摄入更多的氧气，让我们头脑清晰，思维更敏锐。

🚴 注意事项

◎选一个合适的自行车，普通自行车、山地车或变速车都可以，关键是自己骑上去很舒服，爱上自行车是美丽骑行的第一步。

◎根据自己的身高调节车座的高度和角度，舒适的姿势是长期坚持骑行的良好开端。

◎天气凉的时候，一定要做好保暖工作，必要时佩戴护膝，避免受风受寒，诱发急性痛风。

◎痛风患者的骑行时间最好控制在每周 3 ~ 5 次，每次 30 ~ 40 分钟为宜。时间太长容易损伤膝关节。

◎气温寒冷的阴雨天或下雪天，膝盖或腿部关节炎比较严重的痛风患者，不宜骑自行车。

⚆ 骑自行车的标准姿势

◎上半身稍向前倾，两臂微弯伸向车把，肩部放松，双手扶住车把均匀用力。

◎全身保持放松状态，收腹，作深呼吸。

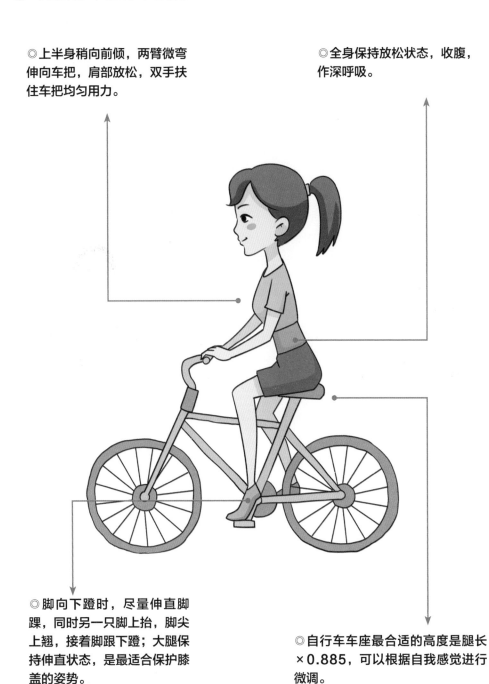

◎脚向下蹬时，尽量伸直脚踝，同时另一只脚上抬，脚尖上翘，接着脚跟下蹬；大腿保持伸直状态，是最适合保护膝盖的姿势。

◎自行车车座最合适的高度是腿长×0.885，可以根据自我感觉进行微调。

⊙ 4.太极拳

太极拳是中国的传统运动，是全身性运动，讲究周身的协调，可以帮助我们调节身体的内部结构，具有强身健体的功效。对于痛风患者来讲，太极拳还有助于缓解关节疼痛，促进痛风性关节炎引发的膝盖自我修复，提高身体平衡性和灵活性。

⚬ 太极拳对痛风的益处

◎活动关节筋骨，溶解尿酸盐的沉积。痛风患者很多都存在关节不良的症状，太极拳利用气息下沉，向腿部引气，逐渐拉开僵硬的关节，把筋骨活动开，反复练习达到溶解消除钠盐沉积的目的。

◎太极拳在缓解关节疼痛上有奇效。在痛风不太疼的情况下进行舒缓的太极拳练习，可以令我们身体闭塞的状态得到一个释放，疼痛部位的颜色由黑开始逐渐转变为红色，而且肿胀症状减轻。

◎提高肾脏功能。痛风时间久了，痛风性肾结石会增加，对肾脏是很大的调整。太极拳通过有意识地将气传递到丹田（腹部），通过活动达到按摩肾脏的目的，从而提高肾功能，坚持锻炼，可以有效缓解病症。

⚬ 太极拳的正确姿势

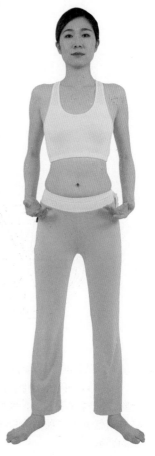

◎选择一个清净、避风的环境，保持思想安静集中，用意不用力，专心引导动作，呼吸自然，切忌憋气或边打拳边与人交谈。

◎练习太极拳宜慢不宜快，动作尽量柔和、放松、自然、缓慢。

◎动作要呈弧形式螺旋式，圆滑完整，连绵不断，衔接和顺，上下相随，周身组成一个整体。

◎每一个动作都要轻灵沉着，不浮不僵，外柔内刚，富有弹性，不可使用蛮力、拙力。

◎初学者拳架建议稍高些，不可强下腰、猛下蹲，以防受伤，要量力而行，持之以恒。

⚬ 注意事项

◎练太极拳的地方适宜选择在平整、松软的草地、泥土地或瑜伽垫上，尽量不要在坚硬的水泥地或石板地上练拳。

◎如果之前没有太极拳基础或者膝关节受伤，建议运动量不要太大，一般以20分钟为宜。切忌将一套拳连续打上四五遍，以免损伤膝关节。

◎打太极拳时动作姿势要正确，建议要跟着专业的老师练习。如果动作姿势不正确，太极拳周身协调的功能容易发挥不出来，还会因为用力不当造成局部肌肉劳损或关节的负荷过重。

⊙ 5.广播体操

痛风患者也适宜做广播体操。广播体操不用器械，只要在有限的场地就可以进行，通常跟着广播进行锻炼，我们在上学期间都练习过，所以难度不大，温习起来很容易。比较推荐的是大众接受度最高的第八套广播体操，可以活动痛风患者僵硬的关节，锻炼全身的关节、肌肉和韧带。

广播体操对痛风的益处

◎广播体操一般由8个节拍组成，包括上肢、下肢和躯干各部分的运动，能使身体各部分的关节、肌肉、韧带得到锻炼。

◎广播体操的运动强度中等，加快了呼吸、脉搏和血液循环，从而促进人体的新陈代谢，提高各器官的功能。

◎广播体操的运动强度中等，可以使身体发热，有利于提高体内的排泄功能，降低疲惫的程度，减少乳酸和尿酸的积累，使人体精力旺盛。

◎在进行跑步、快步走等比较剧烈的运动之前，做广播体操可以避免肌肉的拉伤、挫伤。

第八套广播体操图解

⬇ 原地踏步（8拍×2）

预备姿势：直立。左脚开始踏步。

要求及注意事项：脚离地面约15厘米，身体保持正直，两臂前后自然摆动。

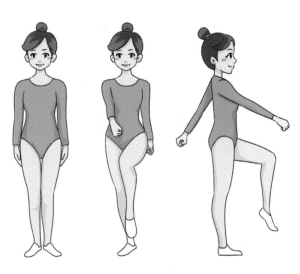

第一节：伸展运动（8拍×4）

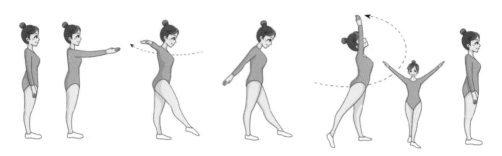

预备姿势：直立。

第1拍：两臂前举（掌心相对）。

第2～3拍：右脚向前一步，重心随着前移，左脚尖点地；左脚向前迈步的同时稍低头，两臂掌心向下，经侧向后下、向前绕至侧上举（掌心相对），抬头，眼看前上方。

第4拍：两臂直立。

第5～8拍同第1～4拍，但换左脚做。

要求及注意事项：第2～3拍动作要连贯。

第二节：扩胸运动（8拍×4）

预备姿势：直立。

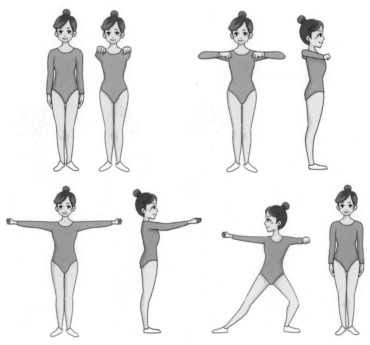

第1拍：两手握拳（拳心向下），两臂经前至胸前平屈后振。

第2拍：两臂经前伸直（拳心相对）至侧举后振。

第3拍：两臂经前击掌，接着左脚左跨成左弓步，同时两手握拳成左臂胸前平屈（拳心向后）、右臂侧举（拳心向前）后振，头右转，眼看右方。

第4拍：还原成直立。

第5～8拍同第1～4拍，但第7拍和第3拍的方向相反。

要求及注意事项：

①动作刚健有力并富有弹性。

②第3、7拍侧弓步时，上体保持正直，屈膝腿的脚尖向侧前方，膝盖对准脚尖。

第三节：踢腿运动（8拍×4）

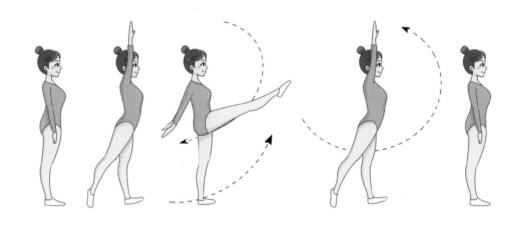

预备姿势： 直立。

第1拍：左脚向前一步（重心移至左脚、右脚尖点地），同时两臂经前至上举（掌心向前）。

第2拍：右腿前踢（约90°），同时两臂经前、下向后摆（掌心向后）。

第3拍：还原成第1拍姿势。

第4拍：两臂经前还原成直立。

第5～8拍同第1～4拍，但换右脚做。

要求及注意事项：

踢腿时两腿伸直，上体保持正直。

第四节：体侧运动（8拍×4）

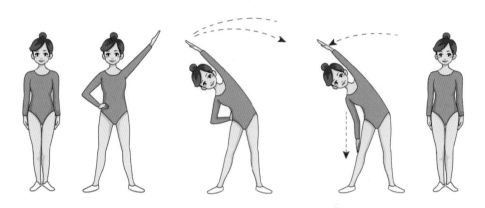

预备姿势： 直立。

第1拍：左脚向左一步（同肩宽），同时左臂经侧至侧上举（掌心向上），右手叉腰（虎口朝内）。

第2拍：左臂上举，同时上体向右侧屈一次，立即还原成第1拍姿势。

第3拍：左臂上举，同时右臂伸直（五指并拢，掌心向内），右手沿腿向下伸至右膝外侧，上体再向右侧屈一次。

第4拍：左臂经侧还原成直立。

第5～8拍同第1～4拍，但方向相反。

要求及注意事项：

①侧屈时两腿伸直，上体不要前倾或后仰。

②侧屈动作应富有弹性。

第五节：体转运动（8拍×4）

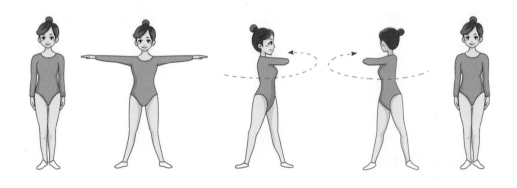

148

预备姿势：直立。

第1拍：左脚向左一步（稍宽于肩），同时两臂侧举（掌心向下）。

第2拍：上体左转90°，同时左臂于体后屈肘，手背贴腰，右臂胸前平屈、手指触左肩（掌心向下）。

第3拍：两臂伸直，经前成左臂胸前平屈、右臂侧举（掌心向下），同时上体右转180°，眼看右手。

第4拍：还原成直立。

第5～8拍同第1～4拍，但方向相反。

要求及注意事项：

身体转动时两脚不动。

第六节：全身运动（8拍×4）

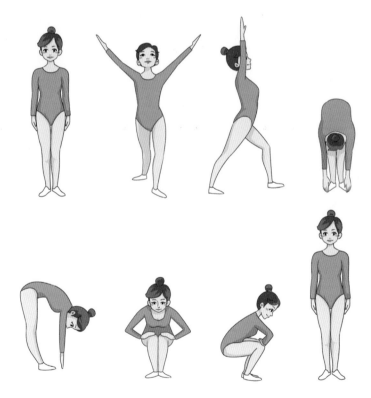

预备姿势：直立。

第1拍：左脚向前成弓步，同时两臂经前至侧上举（掌心相对）抬头，眼看前上方。

第2拍：左脚收回，同时上体前屈，手指于脚前触地（掌心向后）。

第3拍：全蹲，同时两手扶膝（两肘外分、手指相对），眼看前下方。

第4拍：还原成直立。

第5～8拍同第1～4拍，但换右脚动作。

要求及注意事项：

①弓步时后腿蹬直，全脚掌着地，脚跟稍内转。

②体前屈时两腿伸直。

③全蹲时两膝并拢，脚跟不离地。

第七节：跳跃运动（8拍×4）

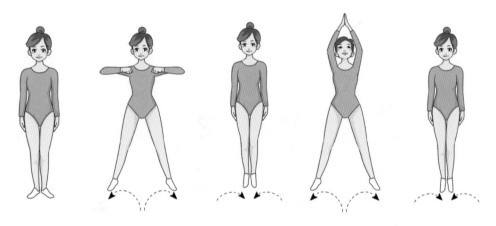

预备姿势：直立。

第1拍：跳起，左、右分腿落地，同时两臂胸前平屈，两手半握拳（拳心向下）。

第2拍：跳起，还原成直立。

第3拍：跳起，左、右分腿落地，同时两臂经侧至头上击掌。

第4拍：跳起，还原成直立。

第5～8拍同第1～4拍，第四个8拍的最后一拍，两臂成体前交叉，两手半握拳（掌心向后）。

要求及注意事项：

①击掌时，臂要尽量伸直。

②跳跃动作要有弹性。

第八节：整理运动（8拍×2）

预备姿势：直立，两臂体前交叉，两手半握拳（拳心向后）。

第1拍：左腿屈膝抬起，小腿自然下垂（脚离地面约15厘米），同时两臂摆

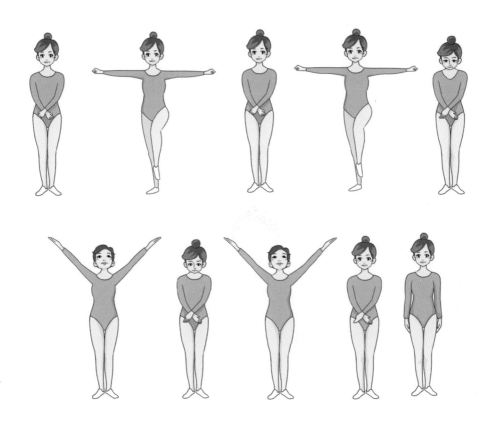

至侧举（拳心向下）。

第2拍：还原成预备姿势。

第3拍：动作同第1拍，但换右腿做。

第4拍：动作同第2拍，但两臂体前交叉时两手由拳变掌，稍低头。

第5拍：两手翻掌，同时两臂经侧摆至侧上举（掌心相对），同时稍抬头，挺胸，吸气。

第6拍：两臂经侧落下至体前交叉（掌心向后），同时稍低头，呼气。

第7拍：动作同第5拍。

第8拍：两臂经侧还原成预备姿势。第二个8拍同第一个8拍，最后一拍还原成直立。

要求及注意事项：

①两臂体前交叉时臂自然弯曲。

②第5、7拍两手自然翻掌摆至侧上举。

③动作过程中要注意调整呼吸。

⚙ 6.瑜　伽

身体患痛风时，关节内柔软的缓冲垫逐渐消失，骨与骨间的摩擦越来越多，导致四肢关节僵硬。练习瑜伽可以活动各处关节，使其具有柔软性和弹性，减少骨与骨间的摩擦。可以说，练习瑜伽，有利于减少关节炎或痛风的发生。

要求及注意事项：

练习瑜伽，要准备好瑜伽垫，在专业老师的引导下进行，这样才能在练习过程中及时纠正错误的体位，避免身体伤害。

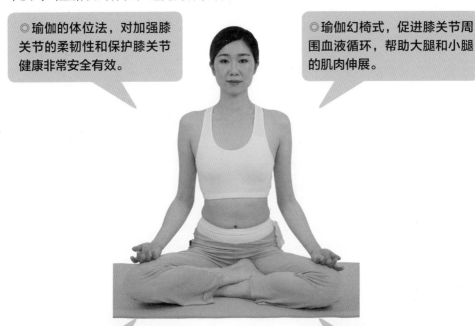

◎瑜伽的体位法，对加强膝关节的柔韧性和保护膝关节健康非常安全有效。

◎瑜伽幻椅式，促进膝关节周围血液循环，帮助大腿和小腿的肌肉伸展。

◎瑜伽的"膝伸展"，可以灵活膝关节，加强腿部力量，加强膝盖周围肌肉，保持韧带的力度和柔韧性。

◎瑜伽抱膝式，强调膝关节和大腿肌肉的平衡力量，减少膝盖受伤。

⚙ 7.游　泳

在所有的运动中，慢跑、快步走和游泳都是最适合减少内脏脂肪的运动形式。对于痛风患者来讲，笔者更推荐游泳。因为它需要借助水的力量运动，可以更好地帮助消耗热量，柔和的水也能保护人体不受伤害。

要求及注意事项：

①游泳前做一些简单的热身准备，甚至可以对易发生抽筋的部位进行适当按摩。

②痛风患者最好在恒温游泳池里游泳，因为温度的增高可以缓解痛风的症状，但温度降低会让病情加重。

③痛风患者的游泳时间最好控制在 30 分钟以内，建议在餐后半小时或 1 小时后进行，不要空腹游泳。

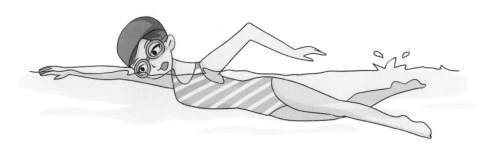

◎入水后快速地打3～6次海豚腿。开始打腿时，腿部要低于躯干。

◎虽然呼吸不受限制，但最好采用有节奏的呼吸方式，或者固定在一臂移臂时吸气。

◎保持水平的身体姿势，躯干和肩随手臂动作围绕纵轴转动，始终有一肩不露出水面。

◎一般每划水2次，腿打水6次，呼吸1次。

8.球类运动

在痛风的缓解期和间歇期，可以尝试打乒乓球、羽毛球和保龄球等球类运动，对辅助治疗痛风都有益处。

乒乓球

乒乓球是一项全身运动，可以让尽量多的肌肉得到锻炼，运动强度也不高，比较适合痛风患者。打乒乓球前最好先活动下踝关节和膝关节，这样能使肌肉活动开。

要求及注意事项：

痛风患者在练习时必须趋利避害，把损伤程度降到最低。比如，打 30 分钟乒乓球后，建议休息 5 分钟。为了避免受伤，应科学地增加运动量，时间不宜过长，否则很容易造成肌肉损伤。练习结束后，将两臂向上、向对侧拉伸，并做些扩胸运动等进行放松调整。

◎打球的场地不能太滑，最好准备一双专业的球鞋，预防滑倒。

◎运动之前，手臂、腿部都要做拉伸，并转动脚踝，做好热身准备工作，避免扭伤。

◎初学者一定要以肘为轴，收小臂击球。在击球过程中，肘尖始终是向下的。

◎基本姿势：身体离球台约50厘米，两脚距离与肩同宽，左脚稍前，右脚稍后，双膝弯曲，身体略微前倾，重心压在前脚掌上。

🏸 羽毛球

对于中年痛风患者来说，建议每日打40 ~ 50分钟的羽毛球，舒展下关节，对治疗疾病是很有帮助的。如果痛风比较严重或者是老年痛风患者，建议活动时间以20 ~ 30分钟为宜。打羽毛球可增强上肢、下肢和腰部肌肉的力量，加快全身的血液循环，长期坚持可以防止痛风的反复发作。但是打羽毛球时需要掌握正确的姿势，以免造成运动损伤。

◎在非击球状态，球拍不要握死；击球状态，手指要扣紧球拍，尤其是拇指和食指。

◎球打出后，人立即归到中央位置，而非呆立在击球位置不动。

◎等球时，建议双脚前后站，这样人更容易启动，接球成功率更高。

◎击球点宜高忌低，命中率更高。

🎳 保龄球

相对于乒乓球和羽毛球，保龄球运动更缓和一些，但也属于一项全身运动，掷球时要求精神集中，不生杂念。肌肉协调，保持平衡；视觉开阔，击球准确。既对运动者手腕、手臂的肌肉有很好的锻炼，又由于滚球时上步及身体前倾而使下肢及腰背肌肉得到锻炼，能够有效地减轻肥胖，预防痛风发生。

要求及注意事项：

对于痛风患者来说，打保龄球的时间不宜过长。若长时间进行单一运动，易造成肌肉筋膜牵拉过度、韧带劳损及下肢肌群疲劳，致腰腿损伤。要控制好活动时间，每次打 1 ~ 2 小时，不贪球，达到锻炼身体的目的即可。打保龄球的正确姿势可以使全身 200 多块肌肉同时得到锻炼。

◎持球时手臂要夹紧，确定身体、肩膀摆正，原本半蹲的姿势也要改过来变成直立，因为腿的姿势如果半蹲，也会消耗掉能量。

◎摆球时将原本弯曲的手臂放下伸直并往正后方摆动，持球的位置越高、向后摆的幅度越高，球速就会越快。

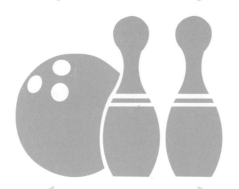

◎出手时手还是一样伸直，不可弯曲。走步速度宜变快，助走也可以加快球速。

◎左手的作用是在平衡右手的重量，走步时左手应像老鹰展翅一样，左手抬得越高，能量就聚集越多，速度才越能发挥到极致。

第五，保护关节的运动要每日坚持做

◉ 1.柔韧手指操

在痛风发展过程中，关节和骨骼受到的损伤是比较明显的，这是因为多余的尿酸盐沉积在关节腔内，患者经常表现为手指或脚趾等关节肿大，疼痛明显，甚至造成活动障碍。简单手指操，可以预防后期可能出现的手指关节疼痛或痉挛。

①左手伸直，手指并拢，手心朝向左，小手指尽量贴近胸口。

②用右手握住左手，慢慢向左手手臂方向按压。尽量达到左手手掌和手腕呈 90° 的状态。

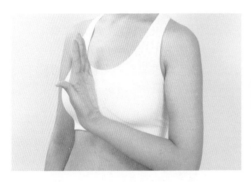 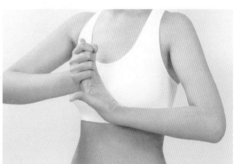

③反方向重复上述动作。

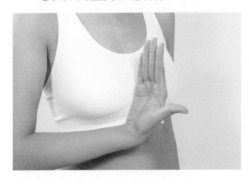

温馨提示： 做此动作要保持小手指和胸口贴近，双手适度用力，可能稍有压痛感，但具有舒缓筋骨的作用。

⊙ 2.痛风关节操

关节操可以防止关节畸形、痉缩，减轻疼痛。特别是痛风患者存在尿酸沉积或形成痛风结节时，关节操可以活动受限的关节肌肉，拉长韧带，帮助活化血液，增强机体代谢能力，促进尿酸盐的分解。下面介绍一套对痛风患者有帮助的关节操。

指关节操

握拳与手指平伸交替运动，连做 8 ~ 16 次（图①、②）。

① 握拳

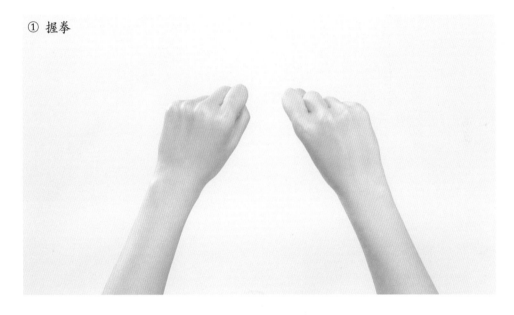

② 手指平伸

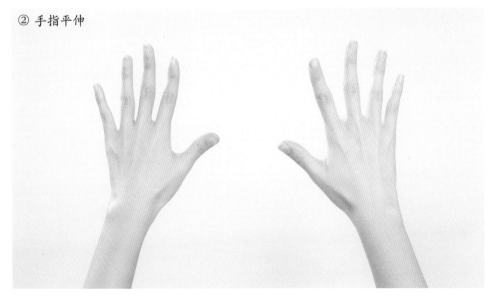

腕关节操

两手合掌，反复交替用力向一侧屈曲（图③）。

双手交握，腕关节正向慢旋转 5 圈，后再反向慢旋转 5 圈（图④）。

③ 腕关节侧屈

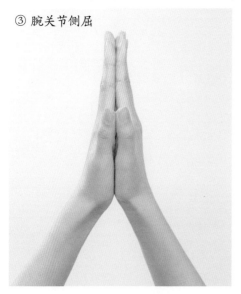

④ 腕关节旋转

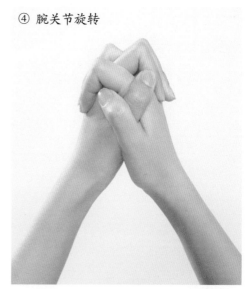

肘关节操

取站立位或坐位，两臂向前平举，掌心向上，迅速握拳及屈曲肘部（图⑤），努力使拳达肩，再迅速伸掌和伸肘，反复进行多次。

⑤ 握拳屈肘

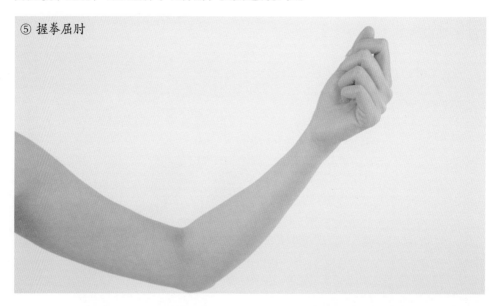

Ⓦ️ 肩关节操

取站立位或坐位，两手十指交叉，掌心向上，放在头后部，先使两肘尽量内收，再尽量外展（图⑥）。

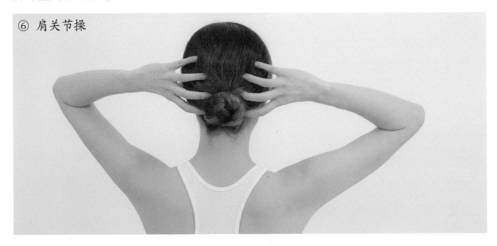

⑥ 肩关节操

Ⓦ️ 踝关节操

取坐位，抬起双腿，双脚踝关节分别按顺时针和逆时针方向各转动 30 次，以活动踝关节。然后两腿伸直，两脚分别绕踝关节上、下摆动各 30 次（图⑦）。

⑦ 踝关节屈伸、旋转

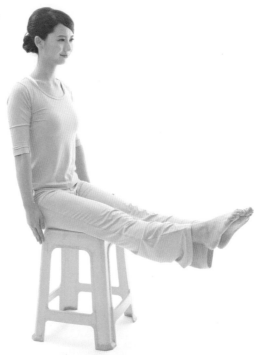

膝关节操

将双手手掌分别放置在两腿膝关节上，两手同时轻揉左、右膝关节各100次，力度适中，不宜用重力（图⑧）。

做下蹲运动，注意膝盖不要超过前脚尖。每次重复活动10～15次，做2～3组（图⑨）。

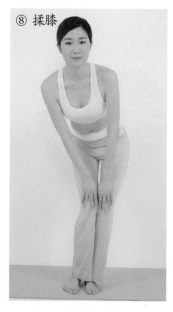

⑧ 揉膝

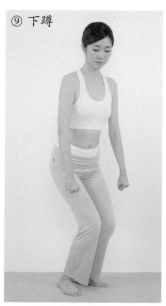

⑨ 下蹲

髋关节操

仰面躺在地上，膝关节弯曲，双手抓住膝盖，慢慢地把它靠向胸前，同时头部和肩部抬起离开地面，直到臀部有种深深的拉伸感，保持这个动作30秒钟（图⑩）。

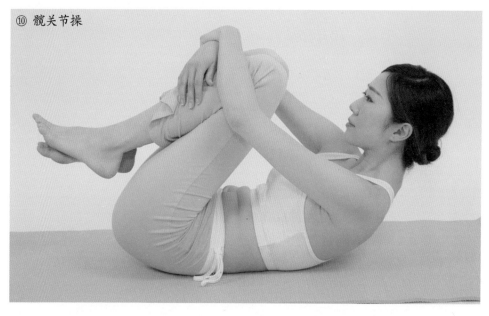

⑩ 髋关节操

◎ 3.甩 手

甩手操也适用于痛风患者，通过甩手，可以牵拉手腕、手掌、手臂，甚至带动足跟、膝部等很多人体的部位，使其受到刺激而起伸缩运动，可使全身肌肉松弛，加速血液循环。在气血快速流通作用下，一些体内垃圾如乳酸、尿酸等就会被排出。

动作要领： 双腿分开，与肩宽。微屈站立，双手展开，稍用力将两臂前后甩动，尽量伸直不弯曲。向前甩时手到肚脐高度，向后甩时手到臀部高度。每次甩到第五下的时候，配合膝盖下蹲。

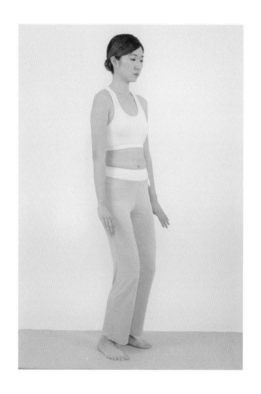

练习时长： 初次练习时，以 10 ～ 15 分钟为界，然后慢慢增加时间，不要超过30 分钟。

注意事项：

◎如果手臂或肩关节比较僵硬，甩手的力度要稍轻些，位置要稍低一些。

◎有些人可能会出现打呃、放屁，或者轻微的酸麻、冷热感，这是体内循环通畅的表现，属于正常现象，不必担心。

◎练习过程如果出现头晕、胸痛、两臂酸沉这三种现象，则多半表明运动过量，要适当减量。

◎ 4.足趾抓地

痛风第一次发作时，通常都会找上脚趾头。这是因为脚是肾脏的起点和反射区，肾脏是尿酸排泄的主要场所。如果尿酸排泄异常，说明肾脏出了问题，作为肾脏反射区的脚自然就首当其冲了。所以，在痛风的缓和期，建议多做足趾抓地的动作，可以锻炼脚趾关节，预防脚趾畸形。同样，肾脏在足部的反射区受到刺激锻炼，还可以增强肾脏的功能。

动作要领：取站位或坐立位，双脚放平，紧贴在地面，比肩稍宽，连续做足趾抓地，即 10 个脚趾先张开，再用脚趾用力抓地。

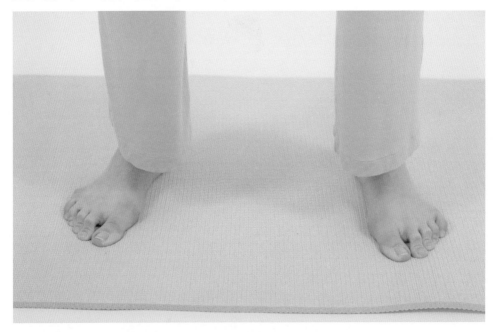

练习时长：每次做 60 ~ 90 次，每日可重复多次。

注意事项：

◎做足趾抓地时，可以赤脚做，也可以穿柔软的五指袜做。

◎晚上做完五指抓地后，建议用热水泡脚，促进脚部血液循环，避免脚抽筋。

◎平时走路时要尽量有意识地让脚尖着地，让脚趾充分接受按压。

◎ 5.靠墙静蹲

很多痛风患者都有膝关节损伤、下肢肌肉薄弱的问题，可以试试静蹲法。静蹲法属于静力训练，可以强化大腿肌肉，这些肌肉是在行走中主要用到的，可以保护膝盖避免其受伤。该动作特别适合患有痛风性膝关节炎以及关节受损后处于恢复期的痛风的人。

动作要领： 背靠墙，双脚分开，与肩同宽或比肩稍宽，逐渐向前伸，和身体重心之间形成一定距离，大概 40 ～ 50 厘米。膝盖弯曲，使大腿和地面垂直或大于 90°。

时间和次数要求： 一次训练蹲 30 ～ 60 秒，重复 3 ～ 4 次，中间可休息 1 分钟。

注意事项：

◎有膝关节炎或膝盖损伤的痛风患者要浅蹲而不要深蹲，比如，保持大腿与地面 120° 的角度。

◎蹲的时候最好在不引起明显疼痛的角度进行，否则练习不当会加重损伤。

◎膝盖不要超过脚尖，而且膝盖不要内扣，膝盖应该正对脚尖。

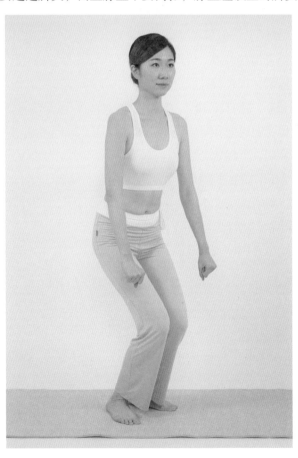

第六，上班族可以做这些运动

久坐不动的上班族是痛风患者的一大来源。上班族一天到晚被工作追着，下班后没时间也没心情运动，这是可以理解的。但其实运动不必非得要大量时间的跑步、打球、打拳等，利用下班或上班间隙的碎片时间，也可以做一些简单运动来减脂降酸。只要用心，随时随地都能运动。

📷 1.等公交、地铁或电梯时这样做

收腹练习：尤其是痛风并发肥胖者，必须减肥。在等待公交车、电梯的时候，要昂首、挺胸、收腹，尤其是收紧腹部，让肚脐去找后背的感觉，坚持 5 秒钟后还原。反复做，坚持 1 ~ 2 周，腹部一般会有明显变小的效果。

试试爬楼梯：养成少坐电梯多走楼梯的好习惯。爬楼梯时全身都在活动，可以增强肌肉的活动能力，对痛风患者非常有益。建议在痛风的间歇期和缓和期，每日爬 10 ~ 15 分钟楼梯。痛风患者爬楼梯的速度一定要慢，以不感到吃力和紧张为原则，每爬 1 ~ 2 层楼梯后歇一会儿，然后继续爬，锻炼时间最好控制在 15 分钟左右。爬楼梯消耗的热量比静坐大约多 10 倍，比散步多 3 倍，比打乒乓球多 1.3 倍。

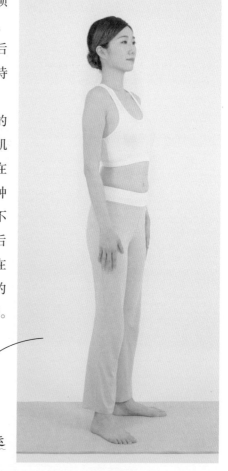

站立时伸展背部，收紧腹部

划重点：

痛风发作期忌爬楼梯，爬楼梯时要穿运动鞋或软底鞋，速度一定要慢，以不吃力、不紧张为原则。爬多少层要依身体情况而定，量力而行。刚开始可以每日只爬1~2层，循序渐进，慢慢增加至每日15分钟。

⊙ 2.利用好地铁或公交车上的扶手

地铁和公交车是大城市上班族的常用交通工具，遇到有座位的情况较少。不要抱怨，运动的其中一条要则就是能站立不要坐着，站着可以进行一些简单的运动锻炼。

锻炼指关节和腕关节：用手拽住扶手，时而用力握紧，时而放松。反复做，可以锻炼手指关节和腕关节，防治和辅助治疗痛风引起的关节僵硬和畸形的发生（图①）。

锻炼手臂、腿部和腹部：当乘坐地铁或公交车时，可以双手抓紧扶手，身体前倾，或者收腹，踮脚尖，借助扶手做简单拉伸动作。此时可以感觉到手臂、腿部和腹部的肌肉紧绷，避免腿关节僵硬，而且还可以使小腹慢慢缩小，起到减肥的功效（图②）。

双手抓住扶手，时而用力握紧，时而放松

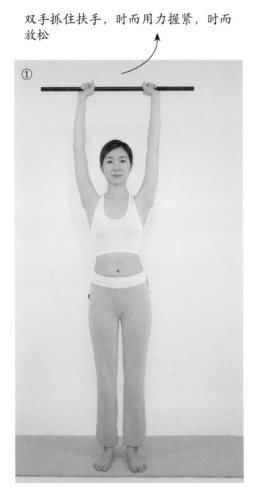

①

收腹，踮脚尖，做腹部、腿部拉伸动作

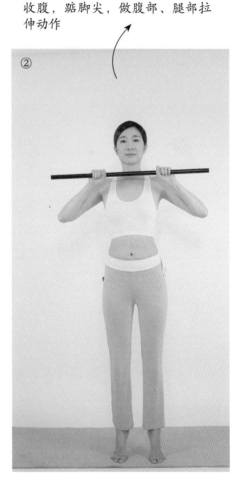

②

⏺ 3.走路时这样做

　　长期坐着办公的上班族，走路的时间很少。在办公室走动时，或在上厕所途中，可以采取全程收腹的方式走路，即走路时伸展背部，收紧腹部。不要小看这个小动作，它可以充分锻炼腹肌，帮助消耗更多的热量，提高 40% 的减肥效果，还可以预防腰疼。

⏺ 4.坐着也可以运动

　　活动手指关节：用电脑打字手指累了，可以伸展右手手臂，掌心向前，左手握住右手手指，向身体方向扳动右手手指。扳动 5 ~ 8 次后，换右手扳动左手手指，可以缓解手指酸痛感，防止手指紧缩。注意力度适中，不可用大力（图③）。

　　活动腰背部肌肉：坐立时间较长，腰酸背痛，两个简单动作就可以缓解腰背部压力。双手扶住椅子后方，臀部前移至座椅 1/3 处，背后伸直向后仰，呈 45° 角，舒展背部肌肉（图④）；伸直腰板，左手扶住椅背，扭动腰部，使整个上半身向左转动，右手跟着身体自然摆动。然后换另一侧运动（图⑤）。

　　膝盖运动：弯曲膝盖坐在凳子上，先抬高右大腿，将右大腿进行有节奏的运动，然后换左大腿。反复练习，可以促进腿部血液循环。

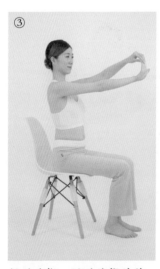
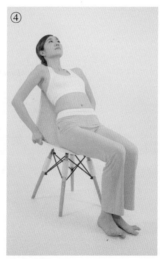
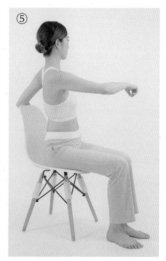

扳动手指，活动手指关节　　伸展背部　　活动腰部

第五章

做好生活细节，
不给痛风反复的机会

作为一种生活方式疾病，痛风的发病和饮食习惯、生活方式等有直接关系。长期暴饮暴食、体重过重、夜生活丰富、缺乏运动等，都会导致脂肪型肥胖，造成尿酸代谢异常，尿酸过量堆积在体内，容易形成痛风结节，引发痛风发作。追本溯源，严格做好生活细节，方可规避痛风的反复发作。

第一，如何控制尿酸值

作为生活方式类疾病，痛风患者一生都在致力于控制尿酸值，才能预防痛风的急性发作和并发症。但也不必过于恐慌，只要采取一定的方法将尿酸值控制在正常范围内，是可以和正常人一样生活的。控制尿酸值，除了遵医嘱进行药物治疗外，科学健康的生活方式也是非常重要的。

◎ 1.忌久坐

天天坐在椅子或沙发上，动都懒得动一下，严重缺少运动。这几乎是现代人的常态。久坐对健康非常不利，这样吃进肚子里的高脂肪、高蛋白质、高嘌呤等物质都会累积在人体内部，排不出去又消耗不了，很容易让尿酸上升，导致痛风。

◎ 2.多喝水

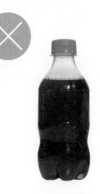

午餐或外出时，很多人习惯买罐装饮料，觉得方便又好喝。罐装饮料中添加大量果糖，这些果糖在使得饮料口感更好的同时，也使得饮用者身体的尿酸上升，增加痛风的风险。加上摄取太多果糖，也会增加肥胖的风险，也不利于痛风的恢复。建议大家常饮白开水，更利于尿酸的排泄。

◎ 3.学会劳逸结合

没有时间休息的人，身体会强制他休息。总是加班的人，早晚会生病。所以，为了更有效率地工作，一定要学会劳逸结合，不要总是加班。过度劳累会导致人体自主神经调节紊乱，在一定程度上影响嘌呤的分解，造成尿酸排泄减少。而且过劳还伤肾，痛风容易发展为肾病。所以，一定要抽出时间放松一下，保证身体健康，工作才能更有保障。

◎ 4.逐步告别夜生活

熬夜，热衷于夜生活也可诱发痛风。经常熬夜的痛风患者应该深有体会：平时身体好好的，和朋友进行了几次丰富的夜生活后，痛风半夜就发作了。

人类的生物钟是让我们白天活动，夜里休息，熬夜会打乱人类的基本生物节律。我们的身体，白天是交感神经占主导作用，交感神经系统可以让身体活跃运动；夜晚则由副交感神经系统起主导作用，有让人体休息的作用。夜晚，由于副交感神经系统的支配，人体进入放松状态，适合休息和睡眠，而熬夜工作或进行宵夜、娱乐等夜生活，则会加大身体的负荷，给身心造成极大的负担。人体疲劳时新陈代谢就会变慢，并不断释放二氧化碳、乳酸等酸性废物，内分泌失调，对尿酸的顺利排泄造成极大的障碍。当体内尿酸过度积攒时，就会引发痛风的发作。

　　建议痛风患者在晚上十点半就上床休息，保证晚上十一点之前进入睡眠状态。这样人体在相对放松的状态下，给体内尿酸创造一个安全、平缓的排出机会。

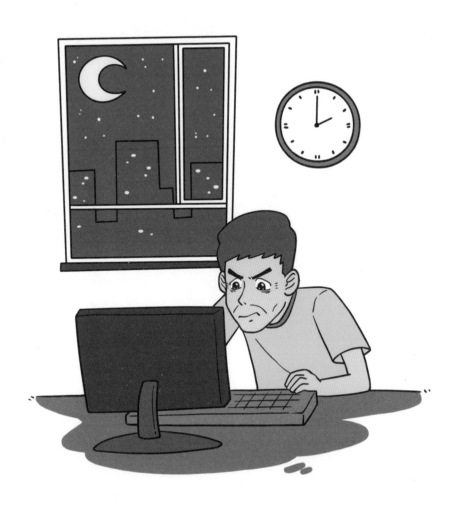

痛风的反复发作，在一定程度上和生活中的一些不良习惯休戚相关。你有下述这些不良的习惯吗？逐条改进吧！

时间	日程安排	改进
8:00	起床	7:00起床，晨起运动30分钟
8:00~9:00	开车上班，上下楼坐电梯	每周抽出2~3天骑自行车上班，楼梯在四层以内，建议走楼梯
9:00~12:00	忙起来没空喝水，除了上厕所一直坐在座位上	上班的路上想好今天出来的事务都有哪些，然后做事有条理，每隔1小时伸懒腰，活动一下头颈和四肢，多喝水
12:00~13:30	边吃工作餐边刷手机，吃完饭继续刷手机	即便是工作餐，也要尽量选择低嘌呤、口味清淡的健康餐。午餐后要休息，哪怕闭目休息15~20分钟，下午的工作状态就能提升到很好的状态
13:30~18:00	在电脑前坐一下午，有空刷手机、刷电脑，感觉头晕乎乎的，熬到下班时间	下午更容易疲惫，每过1小时就站起来休息5~10分钟。冲杯淡茶水，或者站起来活动一下筋骨
18:00~20:00	累了一天，早午餐都没时间好好吃，晚餐的火锅、烧烤吃到撑	晚餐尽量少吃，多吃低嘌呤的蔬果和薯类
20：00~凌晨2点	和朋友吃饭、聊天，或者窝在沙发上看电视、刷手机，刷到哈气连天困得不行才入睡	上班族唯一的大片时间就是晚餐后，所以餐后半小时一定要下楼运动1小时，或者在家做做关节操、减脂操。23点之前必须洗漱完毕，上床睡觉，保证每日7小时的充足睡眠

第二，注意保暖防潮，避免寒湿侵袭诱发痛风

突然着凉受寒也是痛风急性发作的重要诱因，尤其是在寒冷季节，痛风患者一定要注意保暖防寒，避免寒湿侵袭，诱发痛风。

1.选择合适的衣物

着装保暖

如果天气寒凉，尽量不要穿短裤、低腰裤、漏脐装或者半干不湿的衣物等，否则很容易使身体感受寒邪。

及时添减衣物

时刻关注天气预报，如果气温下降或者遇到阴雨天气，要及时增添衣服。有很多痛风发作案例，都是气温骤降或阴雨天气没有做好保暖措施，关节部位受凉、受潮，夜间痛风急性发作。

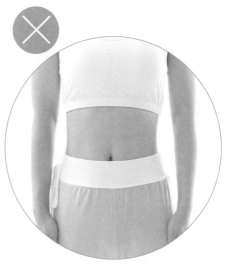

寒冷天气不要穿露脐装

2.注意身体易受寒部位的保暖

胸腹部

寒气由此进入人体，易损伤体内阳气，诱发胃肠疾病或心脏病。

肚　脐

是寒气容易侵入的部位之一，易引起腹痛、腹泻。所以，睡觉时最好穿上一件背心，或是在腹部盖上衣物，以保护肚脐不受凉。

口　鼻

口是摄入食物的唯一通道，经常食用寒凉性食物，会把寒气带入胃部；鼻腔则是冷空气进入的最佳通道，寒气可以随呼吸进入肺部。所以，寒冷的秋冬季节或初春时节，最好戴上口罩外出，以防寒邪之气的入侵。

🏵 颈肩部

颈肩部受寒的直接后果就是引起肩颈酸痛、肩周炎、颈椎病、头晕头痛等。平时，活动活动颈部，用手心或热毛巾捂一会儿大椎穴，大有裨益。天气冷了，要穿高领上衣，或者戴上围巾，避免颈肩部受凉。

🏵 头 部

头部，尤其是脑门和后脑勺很容易遭受风寒，建议寒冷的季节出门戴上帽子。

🏵 后 背

此处是膀胱经和督脉循行的部位，阳气最为旺盛，也是最容易受寒的部位，易引起颈椎病、肩周炎、腰椎间盘突出、腰肌劳损及慢性腰腿痛。

🏵 毛 孔

寒气也可通过体表的毛孔进入体内，所以，剧烈运动、大汗淋漓时，切忌吹空调、淋浴。受寒后可喝些生姜红糖水，促使寒气从毛孔排出。

🏵 脚 心

离心脏最远，血液循环慢，再加上皮下脂肪层薄，保暖性差，一旦受到寒气侵袭，会由足底肾经伤及肾脏。故长期在潮湿冰冷地方行走的朋友，注意穿厚底、防水鞋，袜子可比常人多穿一双；晚上睡觉时，空调不要对着脚心吹；不要光脚在地上走；经常按摩足底、进行足浴。

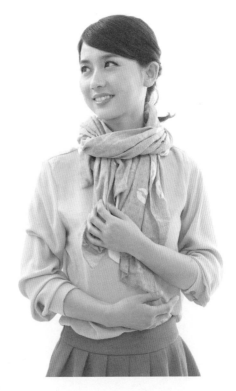

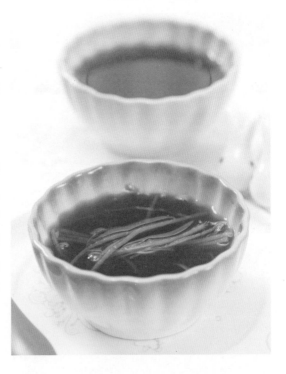

⊙ 3.注意起居保暖

⚕ 根据时节变化选择锻炼时间

四季时节不同，起居作息也有不同。比如，寒冷的冬季和其他时节相比，建议晚睡晚起，太阳出来后再起床运动最佳，避免天气寒冷诱发痛风或风湿。

⚕ 冷气或电扇不要冲着关节吹

痛风也好发于夏季，这和夏天常开空调有很大关系。白天在办公室，中央空调24小时开着，尤其是有些人的位置正处于空调口。还有晚上睡觉，空调的冷气出风口或电扇一整晚直接对着腿、脚、手肘吹，对本来就有痛风的人也十分不利。凉气吹入手肘、脚趾、膝盖等关节部位，可能使尿酸结晶容易集结、沉积在关节处，使病症复发。

正确的做法是，在办公室准备好空调毯、披肩或外套，盖住冷气能吹到的关节部位。晚上睡觉时如果必须开空调或电扇，让空调向上吹或让电扇向侧面吹，不得冲着人体直吹。

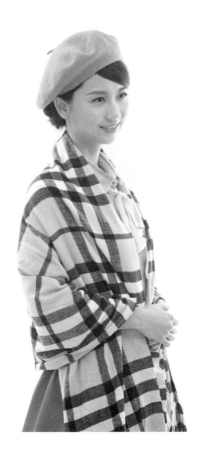

第三，多喝水，不憋尿，
让尿酸及时排出体外

　　尿酸高了，一定要多喝水。一方面，喝水可以补充体液，稀释尿酸，减少尿酸盐的结晶。另一方面，多喝水还可以增加尿量，促使尿酸随着尿液排出体外。在多喝水的同时，还不能憋尿。

　　大家可能都有这样的经历：有尿意了但因工作忙、懒得动、快下班再忍忍等种种理由而不去厕所，即憋尿。憋尿对人体是非常有害的，尤其是痛风患者，更是不能憋尿。因为排尿是人体排出尿酸的重要渠道，尿酸偏高者如果经常憋尿，体内的尿酸不能随尿液排出，会在体内堆积，容易以尿酸盐的形式析出，形成痛风石、肾结石、尿路结石等。它甚至会沉积在肾脏，导致或加重痛风性肾病的发生和发展，诱发肾脏病变，严重者还会出现肾衰竭。

　　因此，查出尿酸高，一定要多喝水，而且有尿意就得及时排尿，不能憋尿。

划重点：

　　痛风急性发作期的排尿量应该在每日2000毫升左右，间歇期和缓和期排尿量应该在每日1500毫升以上。

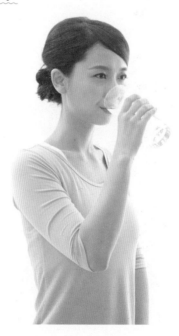

第四，学会给自己减压，减少尿酸形成

中年人是痛风患者的主力军。人至中年，压力倍增，在单位是中坚力量，在家里是上有老下有小的顶梁柱，真正是责任大、任务多、危机感最重的人群。

压力颇大时，人的心情就会郁闷，容易造成肝郁气滞，血流不畅，身体出现各种阻滞和疼痛的状态。身体长期代谢不良，血液流通不畅，尿酸就会升高，痛风也会容易发作。最好的方法就是学会给自己减压。下面给大家介绍几个解压小技巧。

◉ 1.正确认知压力

首先，要认识到自己所面对的生活、学习与工作是自己的分内事，是自己应该担起的责任和义务，要义不容辞地学好、干好。有了这样的意识，就会带着轻松愉快的心情去生活、去学习、去工作。

◉ 2.闭目不误砍柴工

学习或工作 1 小时，闭目养神 2 ~ 3 分钟，不仅不再头晕眼花，工作效率也大大提高。闭目不误砍柴工，说的就是这个闭目养神法。

◉ 3.抒发减压

找朋友聊聊，或与网友聊聊，把自己的烦恼与顾虑告诉他们，在向他们抒发情感的同时，也会常常得到他人的慰藉，让自己迅速走出"牛角尖"，平和心态，消除压力。也可经常写日记，把自己的思想情感写出来，让自己心态变得轻松些。

◉ 4.运动减压

运动是转移注意力、消除烦恼的有效方式。试试我们前面介绍的适合痛风患者的运动，身心得到放松的同时，压力也会随之慢慢减退或消失。

◉ 5.娱乐减压

听听音乐，或唱唱歌，或与朋友下下棋，或去跳舞等，这些娱乐方式都能有效放松自己的身心，有利降压减压，赢得快乐。

第五，痛风患者的四季保健重点

痛风一年四季都有可能发生，每个季节都有痛风好发的关键原因。不同季节的节律特点所诱发痛风的原因不同，保健重点也有不同。

◎ 1.春季宜"春捂"

✋ 科学作息，生活规律

一年之计在于春，春季是四季之始，在春季打好饮食、起居等保健基础，是一年内良好的开端。消除熬夜刷手机、玩电脑、吃夜宵的不良生活习惯，每日按时作息，生活规律。对于长期坐办公室的人，要每日安排一定时间的运动和体力活动。

✋ 气候多变，注意保暖

春季风多雨少，气候变化反复无常，早晚温差较大。尤其是早春，寒冷和潮湿并存，如果衣物和鞋袜保暖作用差，极易受寒，是痛风的高发期。故一定要遵循古训"春捂"，做好衣物、鞋袜等保暖措施，以防尿酸在局部沉积加快，程度加重，从而诱发痛风发作。

✋ 饮食注意"四多四少"

◎多主食、少副食：主食的主要成分是碳水化合物，可以直接转化为热量，提供身体基本所需，增强机体免疫力和防御力，以应付气温变化无常的春季。

◎多彩少单：多吃五颜六色的各种食物，而不是颜色和口感单调的食物，以均衡营养。

◎多菜少果：蔬菜中含有丰富的维生素、膳食纤维，不仅具有辅助排出尿酸的作用，还能帮助肝脏的代谢。虽然水果也含有较多的维生素 C，但大都属于生冷食物，春季乍暖还寒，吃多了会伤害肠胃。

◎多水少油：多风干燥的春季，更应该多喝水补充机体水分的流失，清洗肠道，促进尿酸排泄。

◎ 2.夏季忌贪凉

✋ 小心空调诱发痛风

夏天空调的温度太低容易诱发痛风发作。因为痛风性关节炎会使患者的机体组织对外来刺激反应能力下降，组织器官内物质代谢失调，机体抵抗力下降，如果室内气温太低或空气流通较差，尤其是开着空调睡觉，非常容易受凉，继而导致局部关节受寒而诱发痛风性关节炎急性发作。

因此，建议痛风患者在夏季少用空调，如果开空调，温度可以调至 28℃以上，尤其是夜间不要开空调睡觉，夜间可是痛风发作的高危期。公共场所的中央空调往往温度非常低，如果在这些地方办公或者经常出入此类场所，建议带一件长袖薄外套，下身则建议穿过膝的裤子或裙子，不穿露趾凉鞋。

适当出汗，注意补水

夏天炎热，很多家庭空调、电扇常开，其实夏季适当出汗对身体是有好处的，可以代谢机体的很多垃圾毒素。出汗后一定要及时补充水分，避免水分不足导致尿酸浓度增高，诱使痛风发作。

划重点：

痛风患者夏季忌吃太多冷饮冷食，从冰箱取出来的食物要在室温内放置一段时间或加热后服用，以免正热的身体忽然受寒而诱发痛风。

3.秋季忌肥甘厚味

忌"秋冻"宜及时加衣

对于痛风患者而言，古训的"春捂秋冻"只可借鉴"春捂"而忌"秋冻"。随着天气转凉，痛风患者应及时增添衣物，尤其是下半身的保暖非常重要。老老实实穿上秋裤，锻炼或者骑车时膝盖部位最好戴上护膝保暖，脚踝部位不要裸露。

小心秋燥，主动饮水

秋季气候干燥，人容易出现口干、口渴、鼻咽干燥等问题。因此，秋季要加强饮水，保证每日 2500 毫升以上的饮水量，以促进尿酸及时排出。

控制饮食，莫忘忌口

秋季是丰收的季节，各种食物异常丰富，但痛风患者一定要注意管住嘴。秋季鱼虾鲜美，蟹黄肥厚，水产品异常丰盛，但大多数水产品都是中或高嘌呤食物，痛风者要做好自控，能少吃就尽量少吃。

痛风患者在秋季应多吃水分含量高的蔬菜和瓜果，比如，百合、莲子、莲藕、荸荠、梨等低嘌呤的食材，既能生津润喉，又能降尿酸、降血脂、降血压，对预防痛风及多种并发症均有利。

4.冬季要保暖

控制热量摄入，严禁酒肉过度

寒冷的冬季，人体热量消耗大，很想多吃一些高热量、高脂肪的食物，比如，肉类、动物内脏等。尤其是北方，冬天最喜欢邀上几个老友吃火锅、炖肉汤，再烧一壶小酒，既暖身活血和御寒，还能联络感情，放松心情。可一不小心，就会酒肉过度，热量超标。病从口入，这可是痛风患者最大的安全隐患。偶尔为之可以，但一定要严禁酒肉过度，这些高嘌呤食物吃多了，最容易诱发痛风。

保证室内温度

天气严寒也是冬季痛风易发作的原因之一。北方室内有暖气还好，南方一定要利用好空调、电暖气等各种取暖设备，保证室内20℃以上的温度，切勿受寒，尤其是夜间睡觉一定要保证室温适宜。

坚持运动，注意安全

寒冷的冬季，很多人喜欢宅在家里不动，这使得本来就循环代谢不良的身体更加瘀滞，对改善痛风体质非常不利。建议在室内可以利用跑步机、哑铃等进行锻炼，或者练习太极拳、八段锦及瑜伽等。

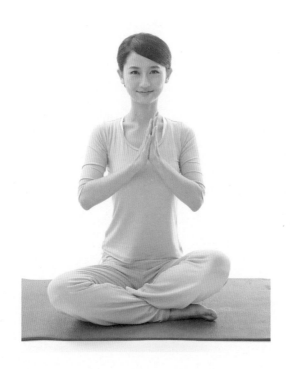

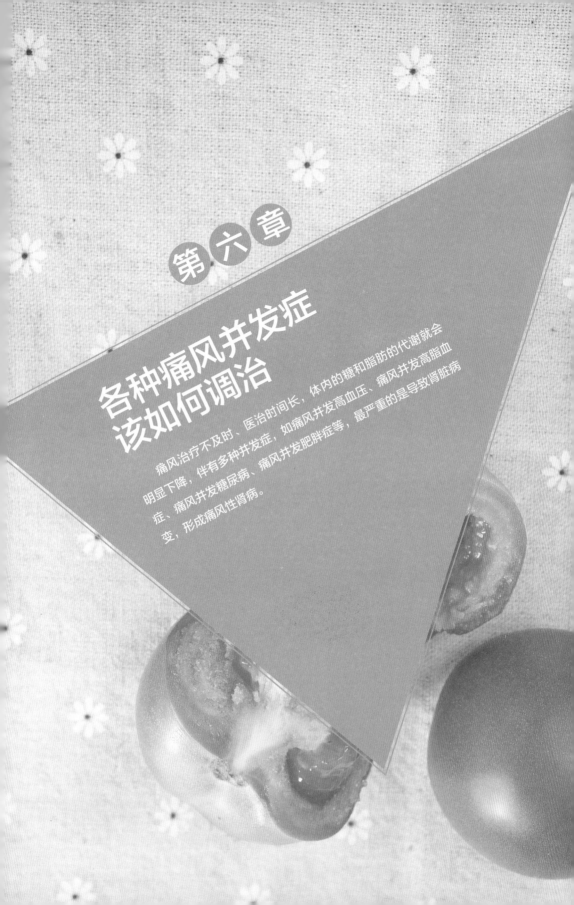

第六章

各种痛风并发症
该如何调治

痛风治疗不及时、医治时间长，体内的糖和脂肪的代谢就会明显下降，伴有多种并发症，如痛风并发高血压、痛风并发高脂血症、痛风并发糖尿病、痛风并发肥胖症等，最严重的是导致肾脏病变，形成痛风性肾病。

第一，痛风并发高血压的调理方法

痛风是引发高血压的危险因素之一，高血压也是诱发痛风发作的一个独立危险因素，两者互为因果，25% ~ 40% 的痛风患者都伴有高血压。对于这类患者，要同时兼顾尿酸和血压的调理。

1.饮食调理

痛风并发高血压的饮食原则

痛风并发高血压患者，首先应该改变饮食和生活习惯，采取低盐、低嘌呤的饮食，在降血压的前提下同时保证尿酸的顺利排泄。

◎限制总热量的摄入。肥胖是这类患者的一大特征，控制肥胖是防治高血压的重要举措，其实主食和脂肪摄入过多是热量过高的主要原因。所以，建议这类患者每日主食不要超过 200 克，油脂控制在 25 克以内，多吃蒸、煮、拌、氽、炖、涮的食物，并且长期坚持。

◎控制食盐的摄入量。高血压的发病率和食盐摄入量呈正相关。世界卫生组织建议每人每日食盐量为 5 克左右，那么痛风并发高血压患者应该控制在 5 克以内，最好控制在 3 克左右。需要注意的是，除了食盐，咸菜、味精、酱油、豆豉等也含有钠盐，也需要减量。

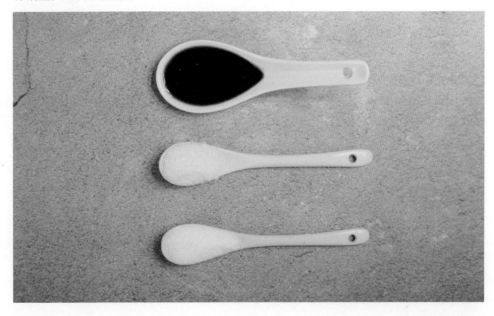

划重点：

盐与其他钠盐调味品的换算法：5克食盐≈1小匙食盐≈2大匙酱油≈5小匙味精。

◎限制脂肪和高胆固醇食物。高脂肪高胆固醇食物容易导致动脉粥样硬化，高脂肪还会阻碍肝肾排泄尿酸。建议每日脂肪摄入量控制在50克左右，烹饪油20克以内。烹饪以植物油为主，如花生油、菜籽油、橄榄油、玉米油等，植物油中含有维生素E和较多的亚油酸，对预防血管破裂有一定的作用。动物肝脏、各种蛋黄、肥肉、奶油等高胆固醇且高嘌呤的食物一定要少吃。

◎增加富含钾元素食物的摄入量。钾不仅可以促进尿酸的溶解，还对钠盐引起的血压升高和血管损伤有改善作用。富含钾的食物有瘦肉、土豆、白菜、香蕉、猕猴桃、西瓜等。

◎多吃碱性食物。新鲜蔬菜、水果、牛奶、蛋清都是碱性食物的重要来源，这些食物可以使尿液偏碱性，有利于痛风石的溶解，防止再生。

◎遵循痛风患者例行的少嘌呤、禁烟、戒酒、多维生素C、多喝水等饮食原则。

降压又排酸的明星食材推荐

食　材	功　效
芹　菜	利尿降压，辅助治疗高血压和血管硬化
茄　子	降低血清中胆固醇浓度并降血压
胡萝卜	降低血压，促进尿酸排出，保护视力，提高免疫力

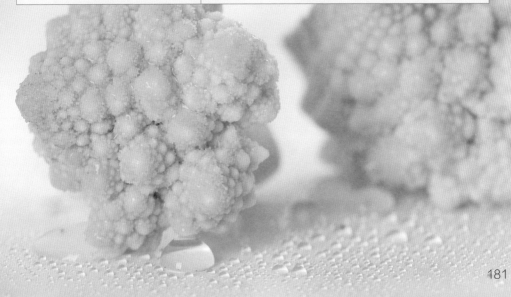

◉ 2.运动调理

运动类型	项目说明
散步、慢速跑	步行可使舒张压明显下降，根据个体，建议每日步行15~50分钟，每日1~2次，速度要慢，最好在下午或傍晚进行
太极拳、八段锦、瑜伽	柔和的动作适合每个阶段的痛风并发高血压患者，可放松全身肌肉和血管，促进血压下降，并有助于消除精神紧张因素对人体的刺激，改善高血压患者动作的平衡性和协调性

◉ 3.药物选择

痛风并发高血压病，药物治疗应该优先考虑血压管理，血压的控制有利于尿酸水平的下降。优先使用对尿酸水平没有影响的降压药物。对于使用降压药治疗后血尿酸仍然 >480 微摩尔 / 升者，建议加用降酸药物。

项　目	药　物	说　明
建议选用	血管紧张素转换酶抑制剂，如贝那普利	有助于增加肾血流量，既降血压，又促进肾小管排尿酸，还可以改善胰岛素抵抗，有肾脏和心脏保护功能，一药多用
建议选用	氯沙坦	降压同时，可以促进尿酸的排泄
不建议选用	利尿药，如呋塞米和噻嗪类	可抑制尿酸的排出，促进或加重痛风，同时还可进一步影响糖、脂代谢
不建议选用	β－受体阻滞药，如美托洛尔	可使肾血流量减少，不利于尿酸排泄
不建议选用	钙离子拮抗剂，如硝苯地平、尼群地平	可减少肾血流量，不利于尿酸的排泄

第二，痛风并发高脂血症的调理方法

痛风患者中有 75% ~ 80% 以上存在不同程度的脂类代谢紊乱，临床主要表现为甘油三酯升高、高密度脂蛋白下降或单纯性高胆固醇血症。对于痛风并发高脂血症患者来讲，总体原则是饮食控制和合理运动。

◎ 1.定期测血脂

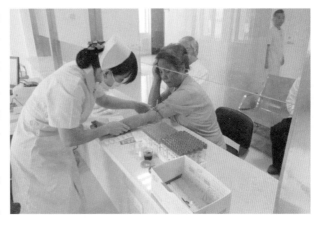

高甘油三酯水平会降低肾脏对尿酸的排泄，使血清中尿酸值升高。故痛风并发高脂血症患者要定期测定血脂。如果血脂浓度高，首先考虑饮食控制，摄入低脂食物，拒绝高脂食物的摄入，必要时服用降血脂药物，帮助血脂恢复正常，减少痛风及并发症的发作。

划重点：

标准测定血脂浓度应该取两次血脂浓度的平均值，两次检查时间应间隔1周。

◎ 2.饮食调理

🍋 痛风并发高脂血症的饮食原则

◎限制高脂肪、高胆固醇类食物的摄入。高脂肪的食物有肥肉、动物油、油炸食物、浓肉汤、精致糕点、加工熟食、高脂酱料等；高胆固醇的食物有动物肝脏、黄油、蟹黄、虾皮等。

◎限制食盐摄入。食盐摄入量每日不得超过 5 克。

◎合理热量摄入。痛风并发高脂血症患者必须注重热量摄入，一般是标准体重 × 30 即为每日总热量，然后根据患者的年龄、性别等具体情况加以调整。

胆固醇	每日不超过300毫克，重症患者不超过200毫克
脂　肪	总脂肪量＜总热量的30%，病情严重者＜总热量的30%
糖　类	＜总热量的50%～55%
蛋白质	＜总热量的15%左右
其　他	多吃粗粮、蔬菜、水果，保证每日饮一袋牛奶

◎忌盲目节食。长期限制食物可使体内缺乏糖类，葡萄糖转换为 α-磷酸甘油不足，会导致甘油三酯合成减少，因此血清中含量也降低，而胆固醇并不受糖代谢影响，仍然升高。故虽然降脂很重要，但盲目节食反而会加重病情或损害身体。

◎限制嘌呤的摄入，严禁烟酒，多喝水，低脂高纤维饮食等利于痛风的缓解。

降脂又排酸的明星食材推荐

食　材	功　效
山　楂	对降低胆固醇和甘油三酯都有一定效果
醋	防治动脉硬化，降血压和降低胆固醇浓度
苹　果	防止血清中胆固醇增高，减少血液中含糖量

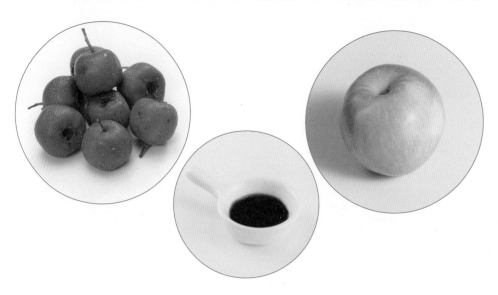

🅒 3.运动调理

运动类型	项目说明
慢跑、体操、骑行	运动降就要采取这些持续时间长、消耗脂肪的耐力运动，对改善心肺的健康也有很好的作用。建议中老年患者每日坚持30分钟左右，长期坚持
爬山、打乒乓球、羽毛球	年轻或身体素质比较好的患者，可以选择运动量稍大的运动，坚持锻炼下去，有很好的降脂功效

🅒 4.药物选择

痛风并发高脂血症的治疗原则是饮食控制和合理运动，如果两者不能奏效时，可根据高脂血症的类型来选用合适的药物进行降血脂治疗。

项目	高脂血症的类型	药物选择
建议选用	高胆固醇血症	轻高脂血症患者首选烟酸类，较重者首选他汀类，如辛伐他汀、洛伐他汀
	高甘油三酯血症	首选倍特类，如吉非贝齐、非诺贝特；也可烟酸类
	混合型高脂血症	以胆固醇升高为主，首选他汀类；以甘油三酯升高为主，首选倍特类
	若胆固醇、甘油三酯和低密度脂蛋白均明显升高，可联合用药	以胆固醇升高为主，重症选他汀类，轻症选烟酸类；以甘油三酯升高为主，选贝特类或与胆酸隔离要联合用
不建议选用	他汀类+贝特类，他汀类+烟酸类	容易出现横纹肌溶解等严重不良反应

第三，痛风并发糖尿病的调理方法

糖尿病是一组以慢性血葡萄糖水平增高为特征的代谢性疾病，一般多为复合病因引起的综合征。痛风患者发生糖尿病的概率要比正常人高 2 ~ 3 倍，两者存在很多共同的影响因素，比如年龄、肥胖等。

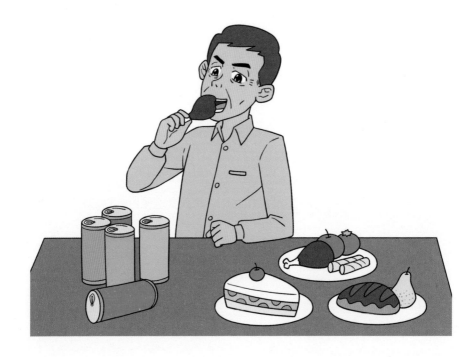

1.饮食调理

痛风并发糖尿病的饮食原则

合理控制饮食是糖尿病治疗的根本措施，可以减少胰岛素对细胞的负担，恢复功能，调理代谢，预防各种并发症。尤其对早期、轻症糖尿病患者而言，仅控制饮食即可控制糖尿病，可以不必服药。

◎控制糖类的摄取。痛风患者一旦出现糖尿病，一定先控糖，不喝含糖饮料，不吃含糖的副食，慎食水果，在主食上做到粗细搭配，还要控制主食的摄入量，一般建议一顿饭的主食是自己一个拳头的量，直至血糖下降、尿糖现象消失，可适当增加。

◎矿物质的合理摄取。痛风并发糖尿病患者还要限钠补钙，预防骨质疏松症。

◎控制蛋白质的摄入量。蛋白质以控制在总热量的 15% 为宜，尤其是伴有肝、肾衰竭者，则更需要减少蛋白质的摄入量。但痛风并发糖尿病肾病而无氮质潴留者，尿蛋白流失多，则应适当增加蛋白质的摄入量。

◎增加膳食纤维的摄入。糖尿病患者容易产生饥饿感，可以多吃含糖少而富含膳食纤维的粗粮、蔬菜等，不仅对痛风患者排出尿酸有益，还能增强患者对胰岛素的敏感性，改善患者在空腹、餐后对血糖的调节能力。故痛风并发糖尿病患者宜增加新鲜蔬菜和粗粮的食用量。

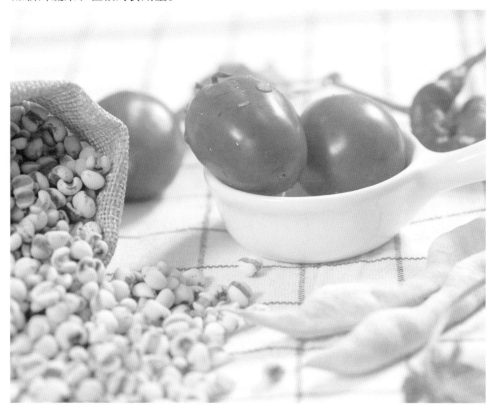

降糖又排酸的明星食材推荐

食 材	功 效
南 瓜	对糖代谢具有促进作用
芹 菜	降压降糖的同时，还可促进尿酸排出
玉米须茶	促进机体代谢，还有利于排出尿酸

◎ 2.运动调理

痛风并发糖尿病患者的运动，一定要采取低冲击力的有氧运动，避免跑步、跳跃、有氧操等高冲击力的剧烈运动，并养成在运动后检查双足有无受伤、破皮或长水泡的习惯，以免病情恶化。

运动类型	项目说明
散步	建议在餐后1小时后散步为佳，切忌空腹或餐前运动，以20~40分钟为宜。运动时随时注意低血糖的防范和足部的保护。散步时最好结伴行动，以应付低血糖的紧急情况
甩手操	可以一边看电视一边做甩手操，增强血液循环，加速尿酸、体内垃圾毒素的排出

◎ 3.药物选择

项目	药物	说明
建议选用	第二代磺脲类，如格列本脲、格列齐特、格列吡嗪	促进胰岛素分泌，不影响痛风
建议选用	第三代磺脲类，如格列苯脲	降压同时，可以促进尿酸的排泄
建议选用	葡萄糖苷酶抑制剂，如阿卡波糖、拜糖平	延缓糖吸收，不影响痛风，主要降餐后血糖
建议选用	苯甲酸类，如那格列奈、瑞格列奈	促胰岛素分泌，对尿酸无影响，适用于偏瘦者
建议选用	胰岛素增敏剂，第二代罗格列酮、吡格列酮	降糖同时还有降尿酸的功效，适合于偏胖者
不建议选用	胰岛素	理论上促进嘌呤合成，可能会诱发痛风，但临床实际极少见
不建议选用	双胍类，如二甲双胍	抑制糖吸收，使血尿酸升高，竞争性抑制肾排出尿酸的能力

第四，痛风并发冠心病的调理方法

冠心病是冠状动脉粥样硬化使血管腔狭窄、闭塞或冠状动脉功能性痉挛导致的心肌缺血、缺氧或坏死导致的心脏病。与同年龄的非痛风者相比，痛风并发冠心病的发生率约为它的2倍，甚至有人称之为痛风性心脏病。

1.饮食调理

痛风并发冠心病的饮食原则

痛风、冠心病都和患者的饮食不合理有密切关系，控制、平衡饮食是防治该病的重要措施。

◎适当控制热量的摄入。避免肥胖是防治冠心病的主要措施之一，像巧克力是热量很高的食物，是诱发肥胖的罪魁祸首，时间长了还会导致脂类代谢紊乱，加重冠状动脉缺血，加重病情。

◎多吃富含膳食纤维的食物，比如，苹果、猕猴桃、芹菜、菜花等新鲜蔬菜、水果，以及粗粮。每日保证足够的优质蛋白，减少钠盐的摄入。

◎一日三餐的安排要科学，每餐都不宜饱餐，应采取少量多餐的方式，尽量多吃易消化的食物。尤其是晚餐更不宜吃得过饱，否则容易诱发急性心肌梗死。

◎禁烟、酒和辛辣刺激性食物，浓茶、咖啡和可乐也不宜多饮。酒精和咖啡因都可引起血管痉挛，能使心率加快，加重心肌缺氧。

痛风并发冠心病的明星食材推荐

食　材	功　效
菠　菜	低嘌呤低脂肪低热量，有益于心脏
洋　葱	保护心血管，抗氧化
猕猴桃	促进尿酸和胆固醇排出，增强血管韧性

2.运动调理

痛风并发糖尿病患者做运动前，应该先做症状限制性运动试验，确定最高安全心率和心脏功能容量，让专科医生开具运动处方，包括运动方式、时间、强度等内容。

在不触发危险的情况下，适当的运动锻炼可以扩张冠状动脉血管，改善心肌供血，还能防治动脉粥样硬化的形成。

运动类型	项目说明
散步、步行	建议在清晨或傍晚进行，每次15~30分钟，中间休息1~2次，每次3~5分钟；一定要掌握好速度，呼吸自然，步幅均匀，步态稳健，防止跌倒
垂 钓	适合脾气暴躁者，急脾气是冠心病也是痛风的高危因素，而垂钓可以让人的眼睛、大脑、心专注于一件事物上，身心得到最大的放松

🔘 3.生活方式调理

✋ 洗澡要注意

◎水温不要过高。建议水温最好和体温相当，因为冠心病患者突然进入高温环境会引起血管扩张，血压迅速下降，容易发生一过性高供血不足，昏厥的可能性很大。

◎洗澡时间不宜过长。建议痛风并发冠心病患者洗澡时间在15分钟左右即可，如果洗浴时间太长，可能造成大脑缺氧，导致脑出血、心绞痛等症状。

◎注意通风。冠心病患者最好不要去澡堂洗澡，便于家人随时关注情况。在家洗热水澡时浴室也不宜反锁，注意洗浴间的通风，避免蒸气过多导致缺氧。

◎空腹或饱餐后不宜洗澡。空腹洗澡会消耗较多的能量，容易出现危险；饱餐后肠胃开始工作，腹腔脏器处于充血状态，因此心肌的供血就会相对不足，心脏的负担较大。

◎运动后不宜马上洗澡。人在剧烈运动时，皮肤要不断地向外散发热量，所以皮肤血管比正常时要明显扩张，皮肤血管的血液流量也会明显增多，这样一来，身体其他地方的血流量就会相对减少，表现为血压比较低。如果此时洗澡，会刺激皮肤的血管进一步地扩张，血压会趋向于更低，如果情况严重，会引起脑缺血。

◎情绪出现波动时不宜洗澡。洗浴时如果情绪过于激动，冠状动脉可能发生痉挛，心肌的供血量减少，从而导致心肌梗死。因此，冠心病患者情绪波动较大时不宜洗澡。

划重点：

痛风并发冠心病患者在洗澡过程中，动作要舒缓，避免体力消耗过大。一旦出现头昏眼花、胸闷不适、心前区隐隐作痛等先兆症状，应立即停止一切活动，不要随意挪动地方，保持心情平静，并取出急救药品。

🔅 忌生气、发怒

人体的中枢神经系统指挥人的一切，当我们生气、激动、发怒时，中枢神经的应激反应非常强烈，会使小动脉血管异常收缩，导致血压上升、心跳加快、心肌收缩增强，使冠心病患者缺血、缺氧，从而诱发心绞痛或心肌梗死。

📷 4.药物选择

痛风并发冠心病的用药原则，要避免药物相互作用影响尿酸生成或排出，或葡萄糖代谢，避免药物不良反应加重对肾脏、肝脏的损害。故建议这类患者在专科医生的指导下选择合适的药物，并定期检测尿酸、血糖、肝肾功能等指标。

项　目	药　物	说　明
建议选用	硝酯制剂类，如硝酸甘油、异山梨酯	急性心绞痛发作的首选药物，能有效扩张冠状动脉，缓解血管痉挛，同时还能扩张周围小动脉和小静脉，改善心肌血液供应
不建议选用	β-肾上腺受体阻滞剂	可扩张血管，但对心脏有过度抑制的危险，且也可使肾血流量减少
	血管紧张素转换酶抑制剂	可扩张血管，但不利于尿酸排出
	钙离子拮抗剂，如硝苯地平	反射性增加心率，引起心肌氧耗增加

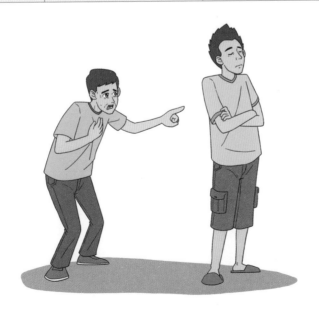

第五，痛风并发肥胖症的调理方法

痛风好发于超重或肥胖患者中，70%左右的痛风患者体重都有超重甚至肥胖问题。此类患者的治疗原则是：控制饮食和合理运动为主，减轻体重。如果确实起不到效果，在积极降尿酸的基础上，可以根据医生建议适当联合应用减肥药，但要慎用药物。

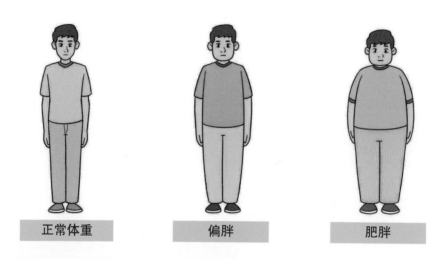

正常体重　　　　　　偏胖　　　　　　　肥胖

正常体重（千克）= 身高（厘米）-105
超重10% 偏胖，超重20% 为肥胖

1.饮食调理

痛风并发肥胖症的饮食原则

◎控制总进食量，采取低热量、低脂肪、低嘌呤的饮食。饮食的合理构成极为重要，须采用混合的平衡饮食。糖类、蛋白质和脂肪提供能量的比例，分别应占总热量的60% ～ 65%，15% ～ 20%和25%左右，含有适量优质蛋白质、糖类、足量新鲜蔬果和适量的维生素及矿物质。

◎控制热量。降低体重是这类患者的首要目标，控制热量是降低体重最直接的方法。需要注意的是：循序渐进地减少热量的摄取，而不能盲目节食。而且需要增加适量的运动，加速热量的消耗。

◎限制脂类和糖类。脂肪是肥胖的源头，还会引起酮症，加重高尿酸血症和痛风的病情。限制糖类则是防止糖分在体内以脂肪的形式堆积。

◎注意烹饪方式。宜采用蒸、煮、烤等少油的烹调方式，忌用煎、炸等油多的烹调方式。油脂多不仅脂肪多，还刺激食欲，不利于减肥。

◎多摄取维生素和矿物质。大多数新鲜的水果蔬菜都富含维生素和矿物质，适合减肥者食用的蔬菜有芹菜、冬瓜、油菜、黄瓜、韭菜、西蓝花等，水果有苹果、橙子、梨、柚子等。

痛风并发肥胖症的明星食材推荐

食 材	功 效
黄 瓜	黄瓜中的丙醇二酸能抑制碳水化合物在人体内转化为脂肪，减少脂肪的积累
白萝卜	能够促进人体的新陈代谢，减少脂肪在体内的堆积
冬 瓜	热量少水分足，具有利尿的作用，有助于促进新陈代谢，也具有减肥的功效

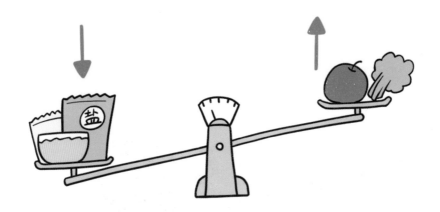

2.运动调理

痛风并发肥胖症且无其他并发症的患者，参加能量消耗大的健身运动是有利于减肥的。活动能力受限、伴有并发症的肥胖患者可以参加低强度且持续时间较长的运动，如步行、骑行、爬楼梯、广播体操等。

运动类型	项目说明
爬楼梯	爬楼梯时的心跳和呼吸节奏都比较高，减肥效果显著。每日坚持爬楼梯10～30分钟，大腿、小腿和肚子都会瘦下来，可以有效减除体内脂肪。建议每爬2～3层楼梯歇息一会儿，步幅小些，可以减少膝盖的磨损
游泳	游泳时水的阻力远远大于陆地活动中空气的阻力，而且人在游泳时消耗更多的热量，故游泳比步行、跑步等陆地项目消耗能量大很多，减肥效果更明显，而且避免下肢和腰部运动性损伤。建议每次游泳30分钟，大约可以消耗掉1100千焦的热量

⊙ 3.药物选择

痛风并发肥胖者患者的治疗原则以饮食控制和合理运动为主，如果基础治疗不能奏效，可联合使用减肥药和降尿酸药物。

项 目	药 物	说 明
建议选用	中枢系统抑制剂，如西布曲明	疗效可靠，不良反应小，且能降低胆固醇和甘油三酯，并通过减轻体重，高血压也获得改善
不建议选用	减少肠道脂肪吸收剂，如奥利司他	通过抑制胃肠道的脂肪酶而阻断脂肪水解，减少脂肪吸收，增强能量消耗，达到减肥的目的
	其他类	目前临床获准应用的只有奥利司他和西布曲明，且尚需长期追踪及临床评估，其他减肥药慎用

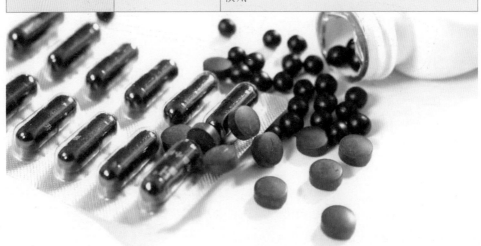

第六，痛风性肾病的调理方法

痛风性肾病是由于尿酸沉积在肾脏，对肾脏组织造成炎症和破坏作用而引起的。根据肾功能受损的程度，可以将其分为四个阶段。

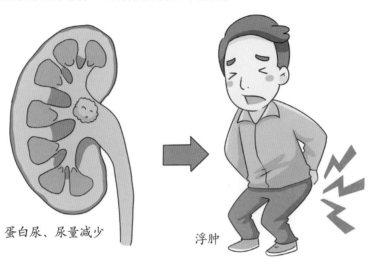

蛋白尿、尿量减少

浮肿

◉ 1.四个阶段

第一阶段	第二阶段	第三阶段	第四阶段
无症状痛风性肾病：痛风症状轻微，很少有痛风性关节炎发作。没有痛风性肾病的临床症状，尿常规及各项肾功能检查正常，只有肾组织活检才能确诊。	早期痛风性肾病：可有夜尿增多等现象，无明显临床症状；患者有显著的高血压和氮质血症，在病程中有25%的患者会出现复杂的尿路感染。尿常规检查可有微量蛋白尿，呈间歇性。	中期痛风性肾病：此时如果进行尿常规检查，已经有明显改变，蛋白尿变为持续性，患者可出现轻度水肿、高血压、乏力、腰酸、头晕、低蛋白尿血症等；肾功能检查提示有轻度或中度肾功能减退。	晚期痛风性肾病：明显的水肿、高血压、低蛋白血症，尿量减少。肾功能不全加重，肾小管功能损害，出现明显的氮质血症，甚至最后发作为尿毒症。

划重点:

　　一般痛风肾多在不知不觉中发病，而且进展非常缓慢，大多是在10～20年后才会出现肾衰竭。

⊙ 2.控制高尿酸血症

　　痛风性肾脏防治的重要措施是控制高尿酸血症。要知道，5% ～ 12% 的高尿酸血症患者最终会发展为痛风，而痛风则是痛风性肾病的源头。不仅如此，高尿酸血症还是很多疾病的源头。

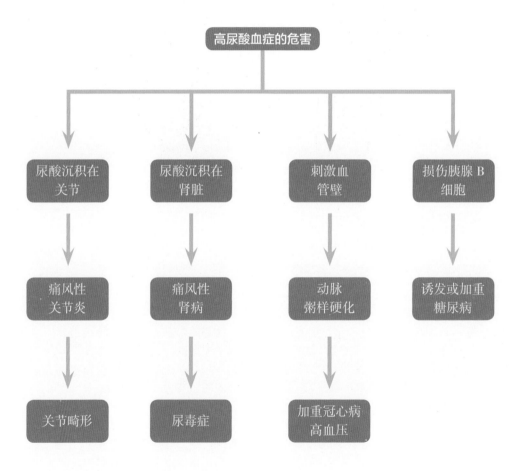

⊙ 3.饮食调理

　　痛风性肾脏的非药物治疗，包括饮食控制和生活方式的改变。饮食上则主要是限制嘌呤的摄取，并配合整体均衡营养的摄入。

◉ 痛风性肾病的饮食原则

◎避免进食嘌呤含量高的食物。痛风患者应该长期控制嘌呤的摄入量，尤其是痛风性肾病患者，更应该严格控制。一般情况下，建议每周采取 2 天忌嘌呤饮食，5 天低嘌呤饮食，且低嘌呤饮食一天的嘌呤含量不得高于 100 ～ 150 毫克。

划重点：

即便食用嘌呤含量低的荤菜，也可以将其用沸水烫汆，弃汤食用，这样可以将 50%的嘌呤溶解在汤内，可进一步减少嘌呤的摄入量。

◎采用低脂肪饮食。高脂肪饮食会影响尿酸的正常排泄，建议每日脂肪摄入量控制在 40 ～ 50 克之间。

◎控制蛋白质的摄入量。蛋白质是人体的必需成分，但痛风并发肾病患者建议每日蛋白质摄入量不超过每千克体重 0.8 ～ 1.0 克。因为体内过多的蛋白质会使内源性尿酸增加。当肾功能受损时，尤其是出现蛋白尿时，需要以患者血浆蛋白浓度和尿蛋白丢失量决定蛋白质用量。而出现氮血症时，则要严格采取低蛋白低嘌呤饮食。

◎多喝水。建议保证每日保证 2000 ～ 3000 毫升的尿量，以保证尿酸的排出。为了防止夜间尿浓缩，睡前也适量喝水，有助于尿酸小结石的排出和预防感染。但注意严重肾功能不全有明显水肿者，不宜豪饮。

◎烹饪方式的调整。除了肉类先煮弃汤不要以降低嘌呤含量外，建议辣椒、花椒、芥末等调味品也尽量避免食用，会兴奋自主神经，从而诱发痛风的急性发作。

◎避免饮酒和忌喝浓茶、咖啡。喝酒是诱发痛风发作的单独高危因素，而浓茶、咖啡和可可，都具有兴奋自主神经系统的作用，也可能诱发痛风的发作。

◎限制热量。这类患者还多伴有肥胖、糖尿病、高血压或血脂异常，故应限制每日总热量的摄入，降低体重。

◉ 痛风性肾病的明星食材推荐

食 材	功 效
牛 奶	补充营养，促进新陈代谢
冬 瓜	热量少，水分足，具有利尿的作用，有助于促进新陈代谢，达到减肥的功效

📷 4.生活保健调理

痛风性肾病的预防，不是单纯的饮食和运动就能解决的，主要是药物治疗。但科学的生活保健指导，也是很重要的。

保健类型	项目说明
定期复查	建议患者定期去医院复查血尿酸指标，为药物调整提供依据
饮食指导	严格按照痛风性肾病的饮食原则，戒烟戒酒，并养成良好的喝水习惯，促进尿酸的及时排出
运动指导	鼓励患者定期进行适度的运动，并指导患者做好关节的保护。避免劳累和剧烈的体育运动；如果局部有温热和肿胀，尽量避免活动；如果运动后疼痛超过 1 小时，暂停运动调理
其他指导	避免受凉、感冒和劳累，避免情绪紧张，保持良好的心情

📷 5.药物选择

痛风性肾病需要根据肾功能的不同时期给予不同的个人化治疗方案，其治疗方案主要包括降尿酸治疗、降压治疗、降脂治疗、抗凝治疗、肾结石治疗、入院治疗等。

项 目	药物治疗	说 明
建议选用	降尿酸治疗	首选别嘌醇或非布司他，尽可能将血尿酸控制在300微摩尔/升以内
	降压治疗	首选氨氯地平、氯沙坦，将血压控制在 15998/10640 帕斯卡（1 帕斯卡 ≈ 0.01 毫米汞柱）左右
	降脂治疗	主要选择贝特类或他汀类降脂药
不建议选用	排尿酸治疗	在有明显肾功能不全时不宜使用
	庆大霉素、阿米卡星等氨基糖苷类抗生素	对于肾脏有损害
	急性梗阻性肾病	不建议在家用药，即刻入院治疗，解除梗阻，必要时进行血液透析